이주영 약사의
귀에 쏙쏙 약 이야기

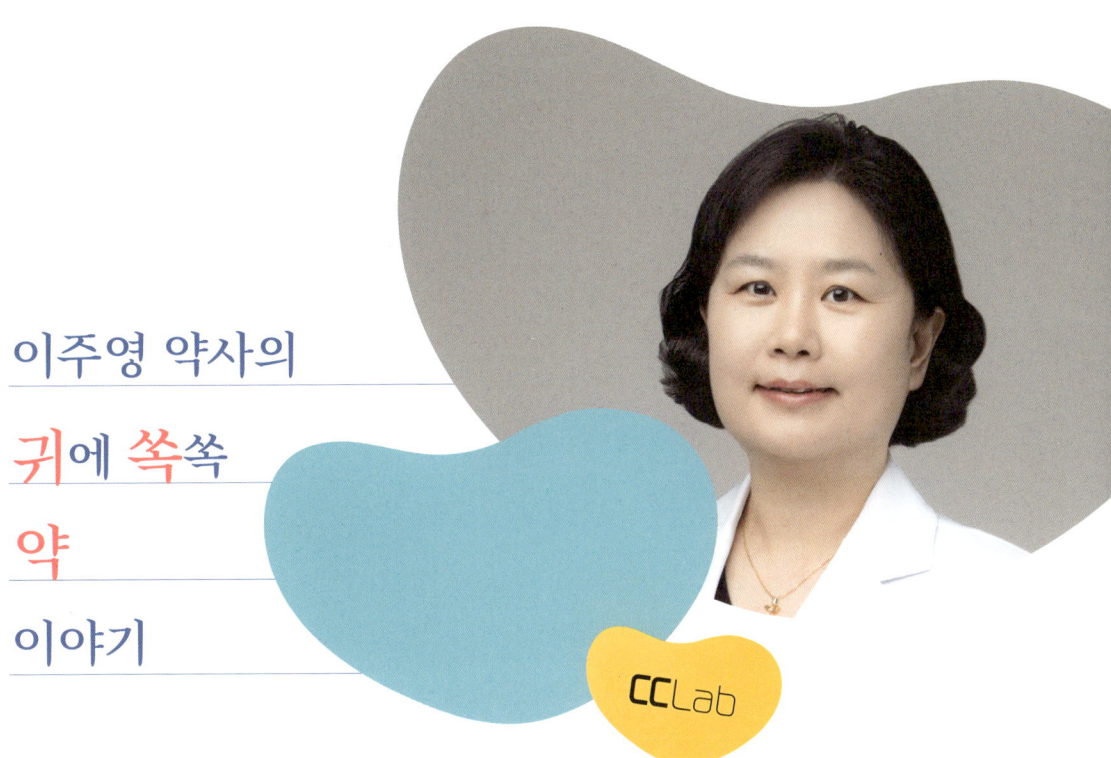

이 책은 우리 어르신들의 생존 필수품이 되어버린 약, 그 약에 대해 조금만 더 알고, 조금만 더 이해하면 좋겠다는 생각에서 만들게 되었습니다. 정보만 가득한 어려운 책이 아니라 이쁘게 그림 색칠하면서 약에 대해 배우고 탐험하는 기회를 만들고자 펴낸 책입니다. 부디 이 책을 펴보시는 어르신들이 책을 읽고 나서 내가 먹는 약을 향해 애정과 감사의 눈길을 보내게 되기를 바랍니다.

더욱 건강해지세요!

2025. 7.
이주영 약사

1. 갈수록 약은 늘기만 하고

김영자 할머니는
서랍 위에 놓인 약만 보면 한숨이 저절로 나옵니다. 오래 먹은 혈압약에 3년 전부터는 류마티스 약까지 더해지더니, 최근 다녀온 안과에서는 인공눈물을 6통이나 받아왔습니다. 줄어들 생각 없이 늘어나기만 하는 약, 어떻게 해야 할까요?

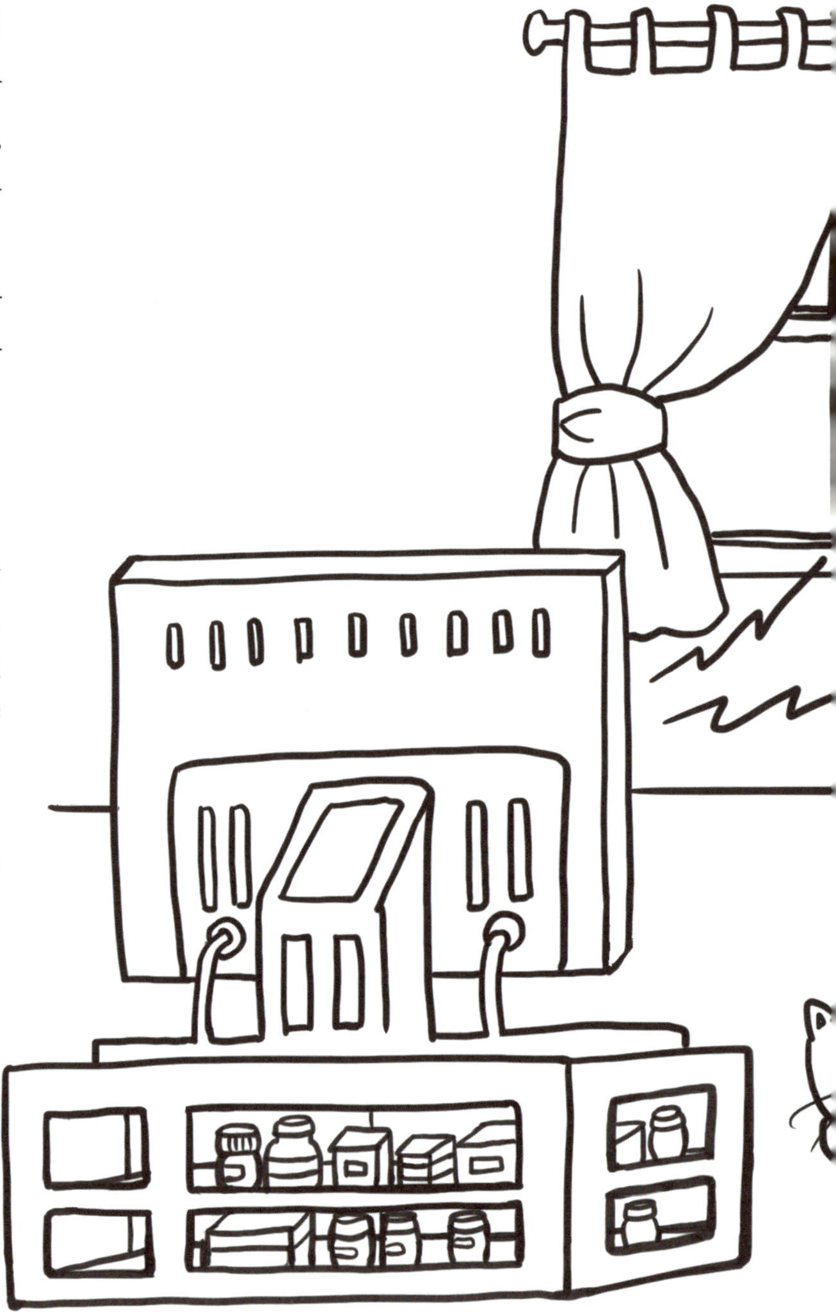

약은 아파서 먹기도 하고, 불편한 증상이 나아질 수 있도록 먹기도 하고, 나중에 아프지 않도록 예방 목적으로 사용하기도 합니다. 이런 좋은 약 덕분에 건강하게 오래 살 수 있습니다. 그러니 늘어나는 약을 미운 눈으로 보지 말고 감사한 마음으로 대하면 참 좋겠습니다. 물론 약이 더 늘어나지 않도록 관리는 해 주세요!

재밌게
색칠하며
배우는
약 이야기

어르신을 위한

약탐험

이주영 글 | 김혜란 그림

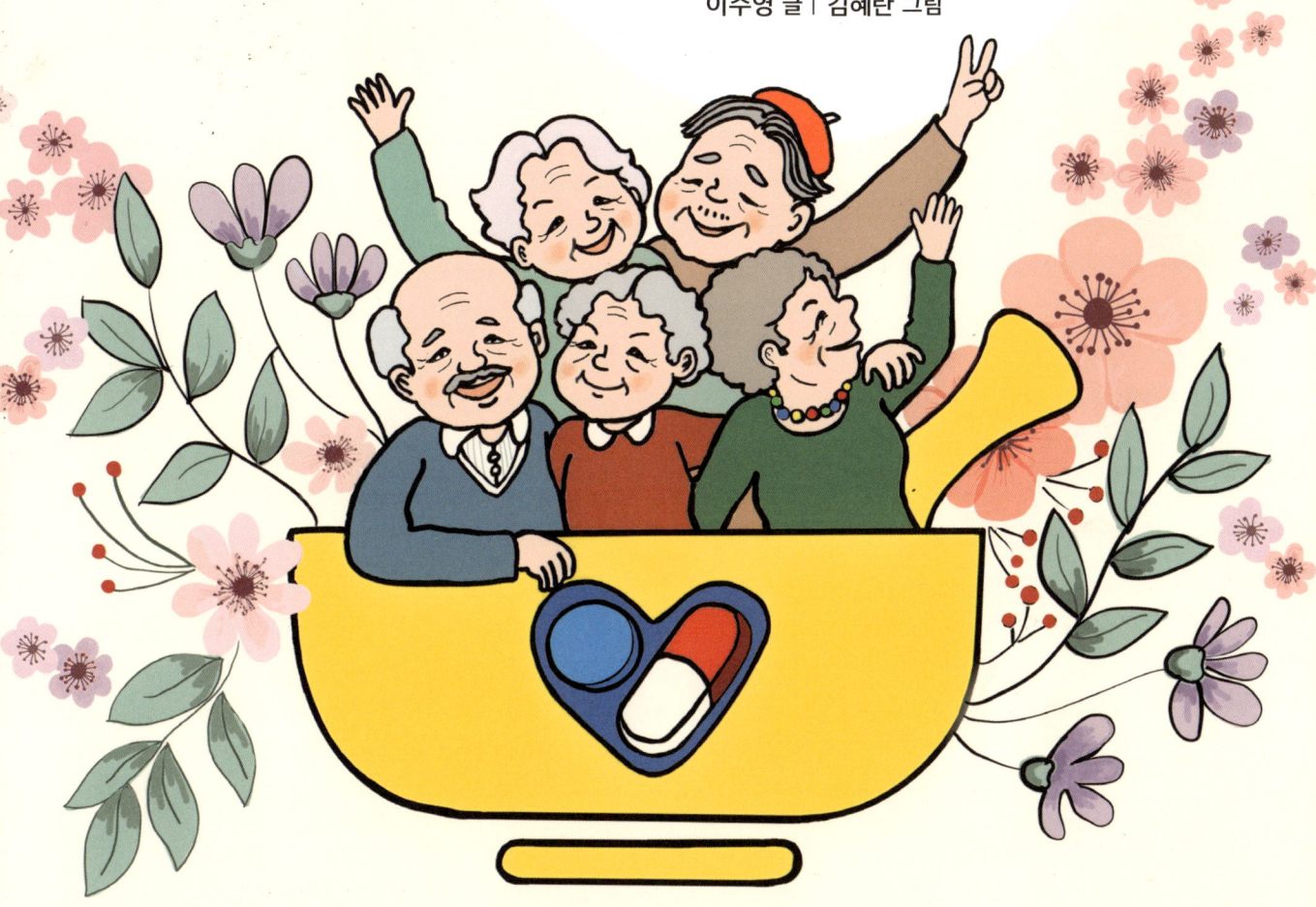

명작

어르신들이 쓰는 약에 대해서
조금 더 알고,
조금 더 이해하기 위해 만든 책!
이쁘게 그림 색칠하면서 약에 대해
배우고 탐험하는 기회를 만들어요!

이주영 _글

경희대학교 약학대학을 졸업하고 약물교육 전문강사로 활동하고 있습니다.
어린이부터 학생, 성인, 어르신까지 전 연령층을 상대로 지난 20년간 2천 회 넘는
교육을 통해 소비자를 직접 만나 약과 건강에 대한 이야기를 전하고 있습니다.
우리 모두 함께 건강한 세상을 꿈꾸며 소비자의 힘으로 세상을 변화시키고자 합니다.
저서로 『어린이를 위한 약탐험』(1판 2019, 2판 2023)을 출간했습니다.

김혜란 _그림

10년 전 전라도 진안 산골로 귀촌하여 마을 어르신들과 알콩달콩 소박하게 삽니다.
진안군귀농귀촌인협의회에서 펴내는 웹진 <잇다>에 '그림이 있는 에세이'를 연재하고 있습니다.
저서로 영국생활을 그린 그림일기 『부엌창문으로 영국을 보다』(2011)를 출간했습니다.

재밌게 색칠하며 배우는 약 이야기
어르신을 위한 약탐험

1쇄 발행 2025년 7월 31일 | **발행인** 고은경 | **기획** 씨씨랩 | **글** 이주영 | **그림** 김혜란 | **디자인** 디자인명작

발행처 명작 | **주소** 경기도 양평군 강상면 신화길 69-64 | **전화** 031-774-7537 | **팩스** 031-772-7535
이메일 truso@hanmail.net | **출판사 신고번호** 제2017-000010호

ISBN 978-89-90137-21-0 07510 | **값** 7,500원

* 이 책의 글과 그림의 무단 전재와 복제를 금합니다. 사용하려면 씨씨랩과 출판사의 허락을 받아야 합니다.

재밌게 색칠하며 배우는 약 이야기

어르신을 위한 약탐험

이 책을 펴내며 약 덕분에… 이주영 약사의 귀에 쏙쏙 약 이야기	2
1. 갈수록 약은 늘기만 하고	4
2. 죽을 때까지 약을 먹어야 한다는데	6
3. 이 약이 효과가 참 좋아, 한번 먹어봐	8
알면 좋아요 사용하기 까다로운 약들	10
4. 골고루 조금씩 즐겁게 먹기	12
5. 약 때문에 약이 늘어날 수도 있어요	14
6. 의사 앞에서는 말이 안 나오네	16
알면 좋아요 병원과 약국에 가기 전 이것만은 기억하세요!	18
7. 서면 앉고 싶고, 앉으면 눕고 싶고	20
8. 적당히 알맞게 꾸준히 운동	22
9. 몸에 좋다면서 뭘 자꾸 사다 줘	24
알면 좋아요 퀴즈로 알아보는 올바른 약 사용법, 올바른 건강생활 수칙	26
10. 자꾸 먹다가 중독되는 건 아닌지	28
11. 가장 중요한 약, 가장 좋은 곳에	30
12. 약을 버리면 아깝잖아	32
13. 오늘이 가장 젊은 날	34
알면 좋아요 나의 건강생활 연락처	36

이 책을 펴내며

약 덕분에…

어르신들에게 약은 이제 일상의 필수품이 되었습니다. 의사에게 처방 받은 약, 내가 사서 먹는 약, 선물 받은 영양제까지 많은 약을 먹고 있습니다. 그러나 약을 대하는 태도는 각양각색 다릅니다. 늘어나는 약을 보며 한숨을 쉬기도 하고, 언제까지 약을 챙겨 먹어야 하는지 걱정하는 분들도 많습니다. 약에 대한 욕심으로 조금만 불편해도 여러 병원을 다니며 약을 받아 쌓아두기도 합니다. 알아서 마음대로 약을 끊었다가 다시 복용하는 모습도 종종 봅니다. 약을 제대로 써야 진짜 약이 되는데 말이지요.

지금처럼 평균수명이 늘어나게 된 것은 그야말로 '약' 덕분입니다. 좋은 약이 나와서 더 오래 살게 되었지만, 먹어야 할 약은 점점 늘어납니다. 아픈 곳을 치료하는 약도 있지만, 당장 아프지 않아도 더 아프지 않기 위해서 미리미리 먹어야 하는 약도 생깁니다. 그러나 그런 소중한 약에 관한 이야기는 왜 그리 어려운지, 의사의 말도 어렵기만 하고, 약사가 설명해도 알아 듣기 어려운 건 모두 똑같습니다.

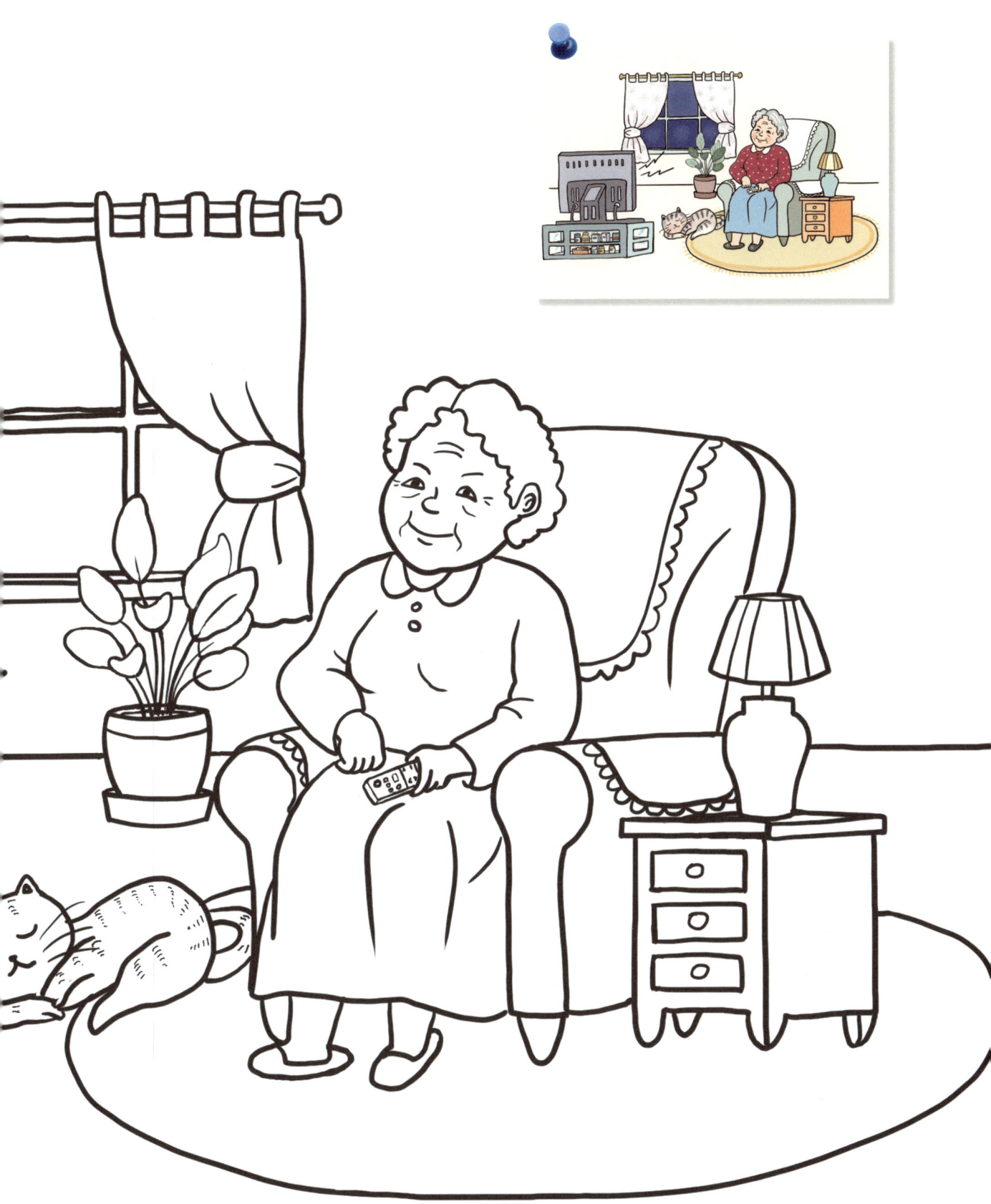

2. 죽을 때까지 약을 먹어야 한다는데

박순자 할머니는
오늘 병원에서 혈압약이 또 늘었습니다. 지금도 먹는 약이 많은데, 매일 챙겨 먹는 약이 오늘 따라 유난히 미워 보입니다. 이 약들을 죽을 때까지 먹어야 한다는데, 약 안 먹고 사는 방법이 없을까요?

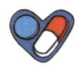

만성질환은 낫는 것이 아니라 약으로 조절하는 병입니다. 크게 아파서 고생하지 않게, 일상적인 생활을 잘 할 수 있도록 도와주는 것이지요. 그래서 만성질환 약은 일찍 발견해서 조절이 잘 될수록 좋고, 다른 약이 늘어나지 않도록 관리해야 합니다.

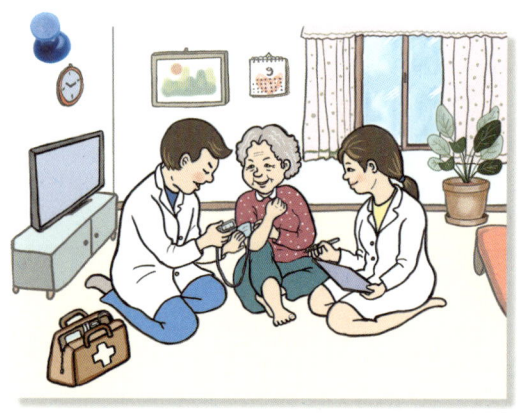

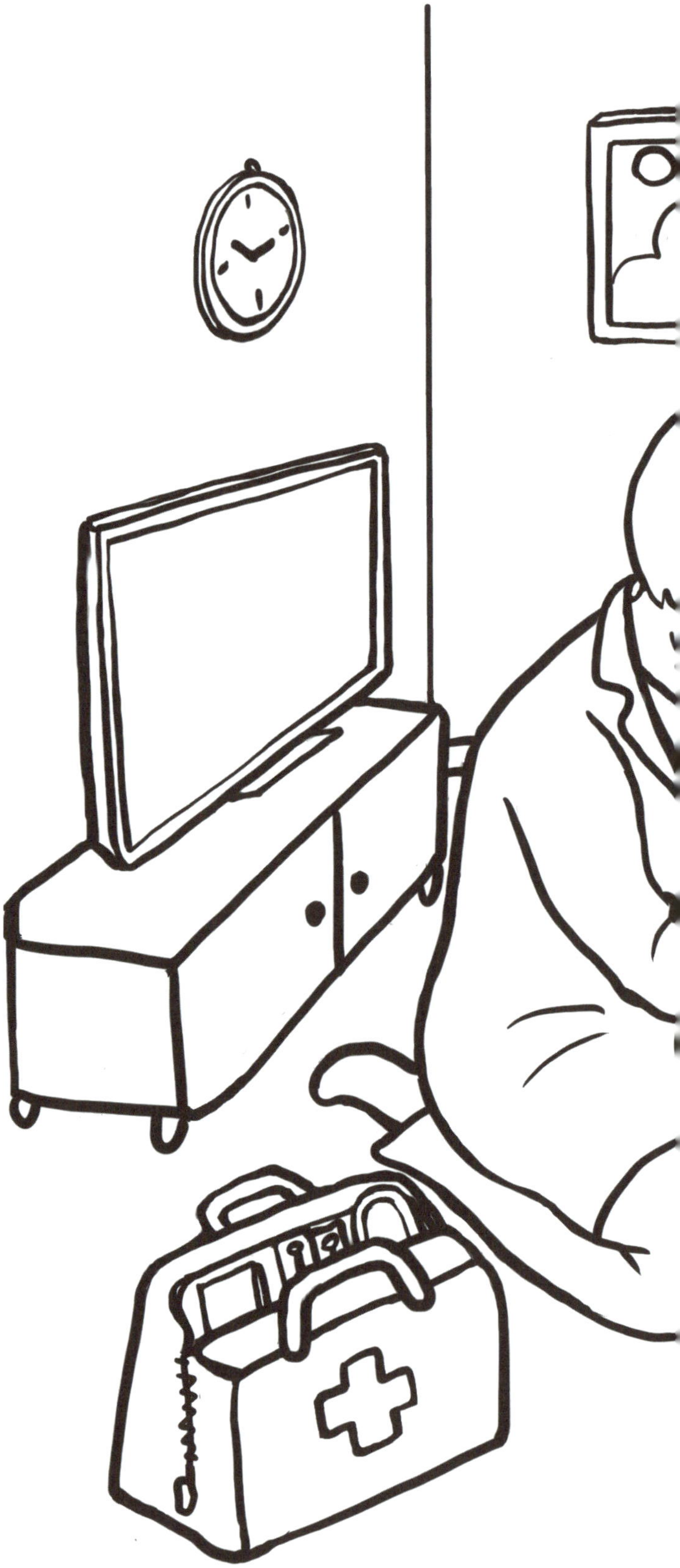

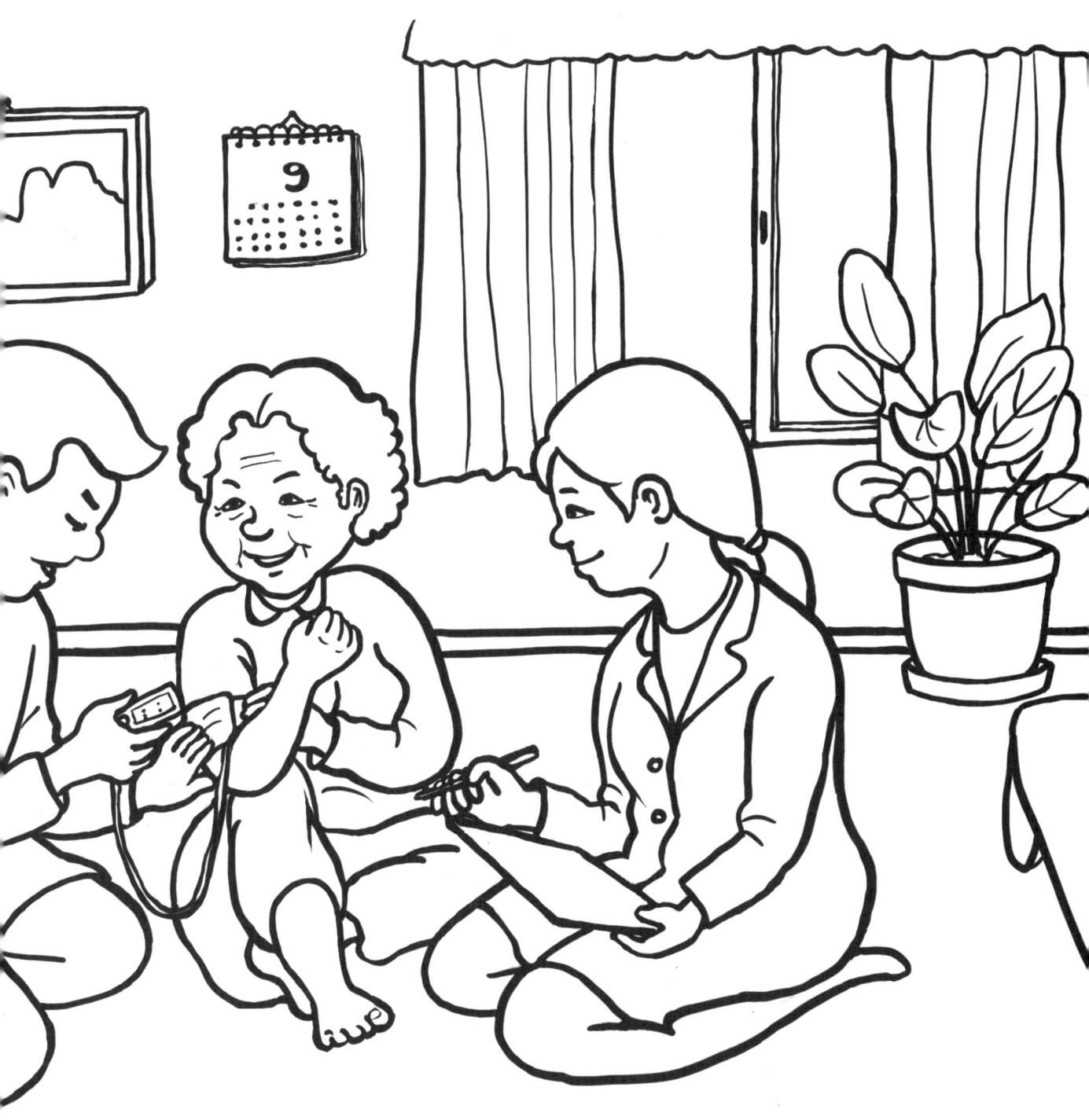

3. 이 약이 효과가 참 좋아, 한번 먹어봐

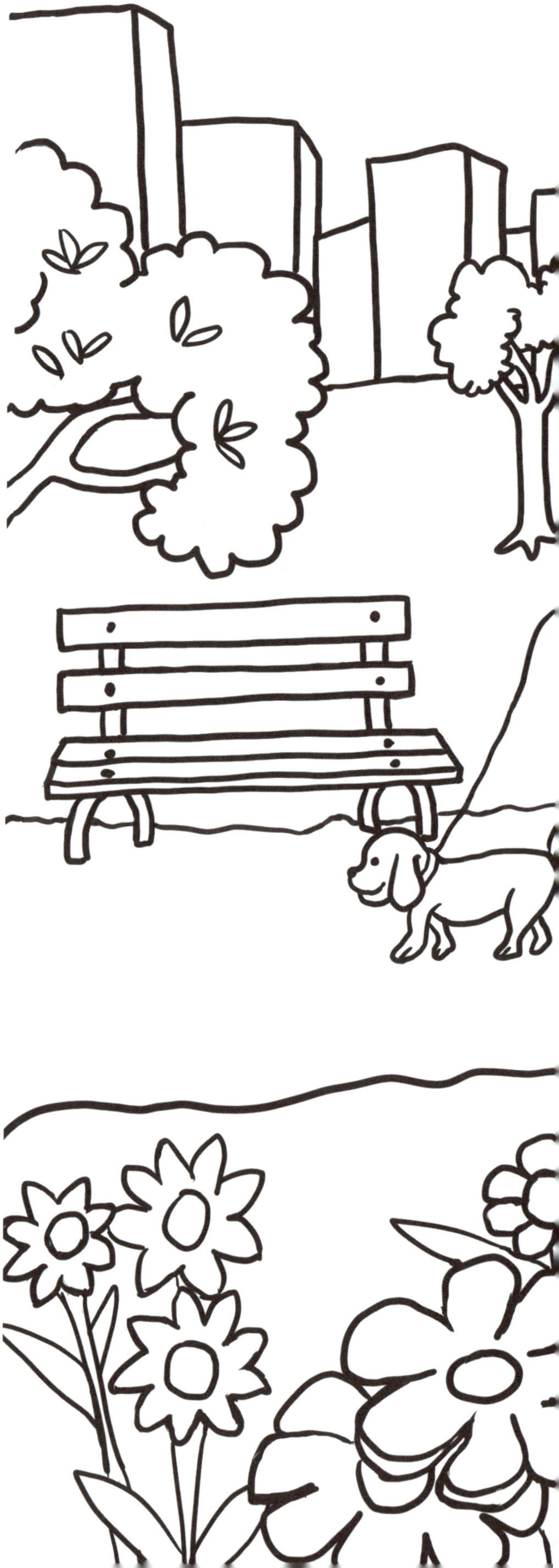

고영희 할머니는
오늘도 걷기운동 중이십니다. 공원에서 만난 친구가 어제 다녀온 병원 이야기를 한참 하십니다. 먼 곳에 있고 예약도 어렵다는 그 병원에서 지어준 약만 먹으면 아픈 것이 싹 낫는답니다. 나도 그 용하다는 약을 한 봉만 달라고 말하고 싶은데… 입이 떨어지지 않습니다.

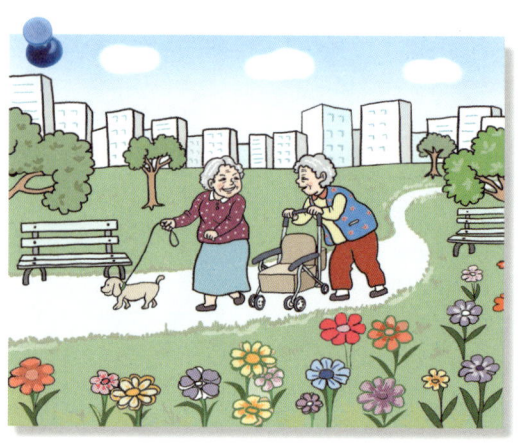

약은 환자 한명 한명에게 맞춤으로 처방합니다. 세상에 젤 좋은 약이 따로 있는 것이 아니라, 나한테 맞춤으로 효과 있고 부작용이 안 생기는 약이 좋은 약입니다. 다른 사람의 약을 먹는 것은 위험합니다.

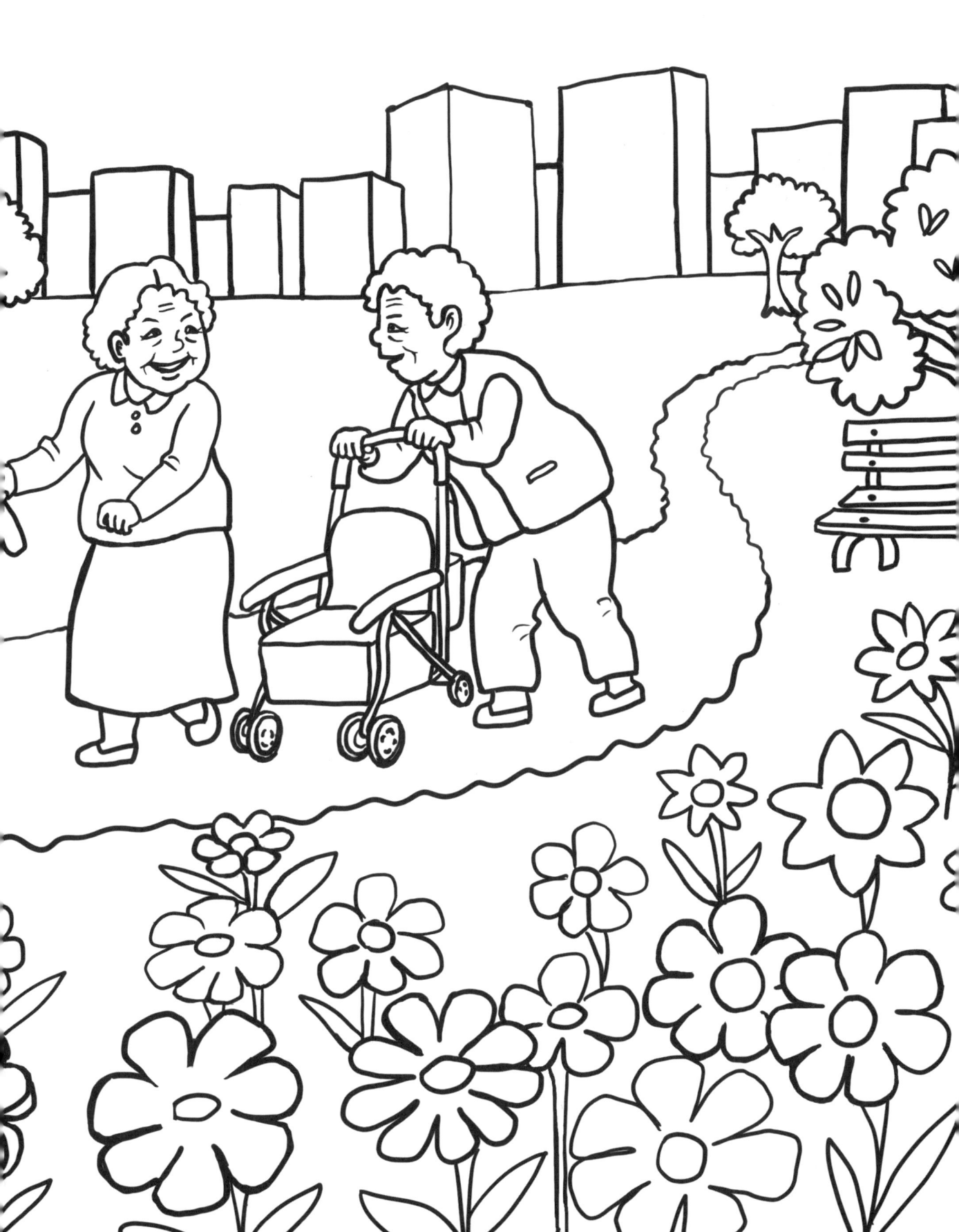

알면 좋아요

어르신들도 많이 쓰는 사용하기 까다로운 약들

➘ 먹기 직전 포장을 뜯어 주세요!

약 중에는 유난히 습기에 약해서, 공기를 만나면 더 빨리 모양이나 색, 냄새가 변하는 약들이 있습니다. 이런 약들은 약국에서 포장 상태 그대로 따로 주는 약인데, 미리 까 놓지 말고 약 먹기 직전에 까서 먹어야 합니다.

➘ 절대 쪼개 먹으면 안 돼요!

작은 알약 안에도 과학이 숨어 있습니다. 약을 좀 더 편하게 복용하고, 몸 안에서 안전하게 효과를 보기 위함입니다. 그냥 보기엔 똑같은 약이지만, 약 이름 뒤에 장용정, 서방정, 이중정, ER, SR, XR 같은 말이 붙어 있다면 이런 약들은 쪼개거나 가루로 만들면 안됩니다. 약 모양 그대로 삼켜 주세요.

➘ 사용 후 즉시 폐기해 주세요!

일회용 안약은 보존제가 들어 있지 않습니다. 그래서 뚜껑을 제거한 후에 바로 사용해야 하고 사용 후 즉시 폐기해야 합니다. 약이 남아 있다고 두었다가 시간이 지난 후에 사용하면 오염의 위험이 있기 때문입니다.

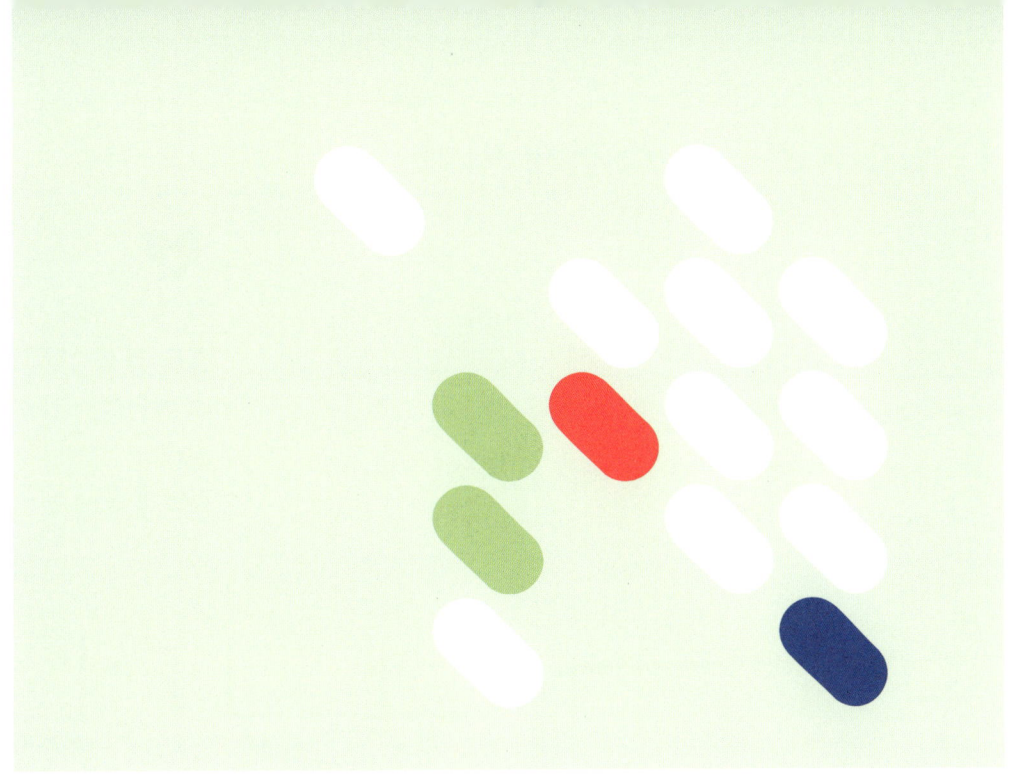

파스는 같은 자리에 계속 붙이면 안돼요!

파스를 쓸 때는 같은 자리에 또 붙이면 안됩니다. 피부 자극으로 부작용이 날 수 있기 때문입니다. 어제 붙인 자리를 피해서 그 옆에 붙여주세요. 너무 오랜 시간 동안 파스를 붙여두지 않도록 주의해 주세요. 만약 파스를 붙인 자리가 가렵고 따갑다면 파스를 떼어내야 합니다.

연고 사용 전에는 반드시 손씻기!

연고를 쓸 때는 손을 씻고, 약 바를 곳도 깨끗이 한 후에 사용해야 합니다. 연고의 끝 부분이 피부에 직접 닿게 되면 약이 오염될 수 있으니 깨끗한 면봉을 이용해서 발라주는 것이 좋습니다.

냉장고에는 약을 막 넣지 마세요~

약은 건조하고 시원한 곳에 보관하는 것이 좋은데, 그렇다고 냉장고에 약을 넣지는 마세요! 오히려 더 쉽게 변질됩니다. 냉장고에는 냉장보관하는 약만 넣어 주세요.

4. 골고루 조금씩 즐겁게 먹기

오늘은 마을 노인회관에 모여서 점심을 같이 먹는 날입니다. 혼자서 먹는 밥보다 여럿이 같이 모여서 수다를 떨며 밥을 먹으면 어떤 반찬도 더 맛납니다. 많이 먹지 않아도 매 끼니 잘 챙겨 먹어야 아프지 않습니다.

약 먹기 위해서 밥을 먹는다는 말을 종종 듣습니다. 빈 속에 약을 먹으면 속 버린다는 말 때문에 그런 생각을 하십니다. 그러나 지금 나오는 대부분의 약은 빈속에 먹어도 큰 불편함이 없게

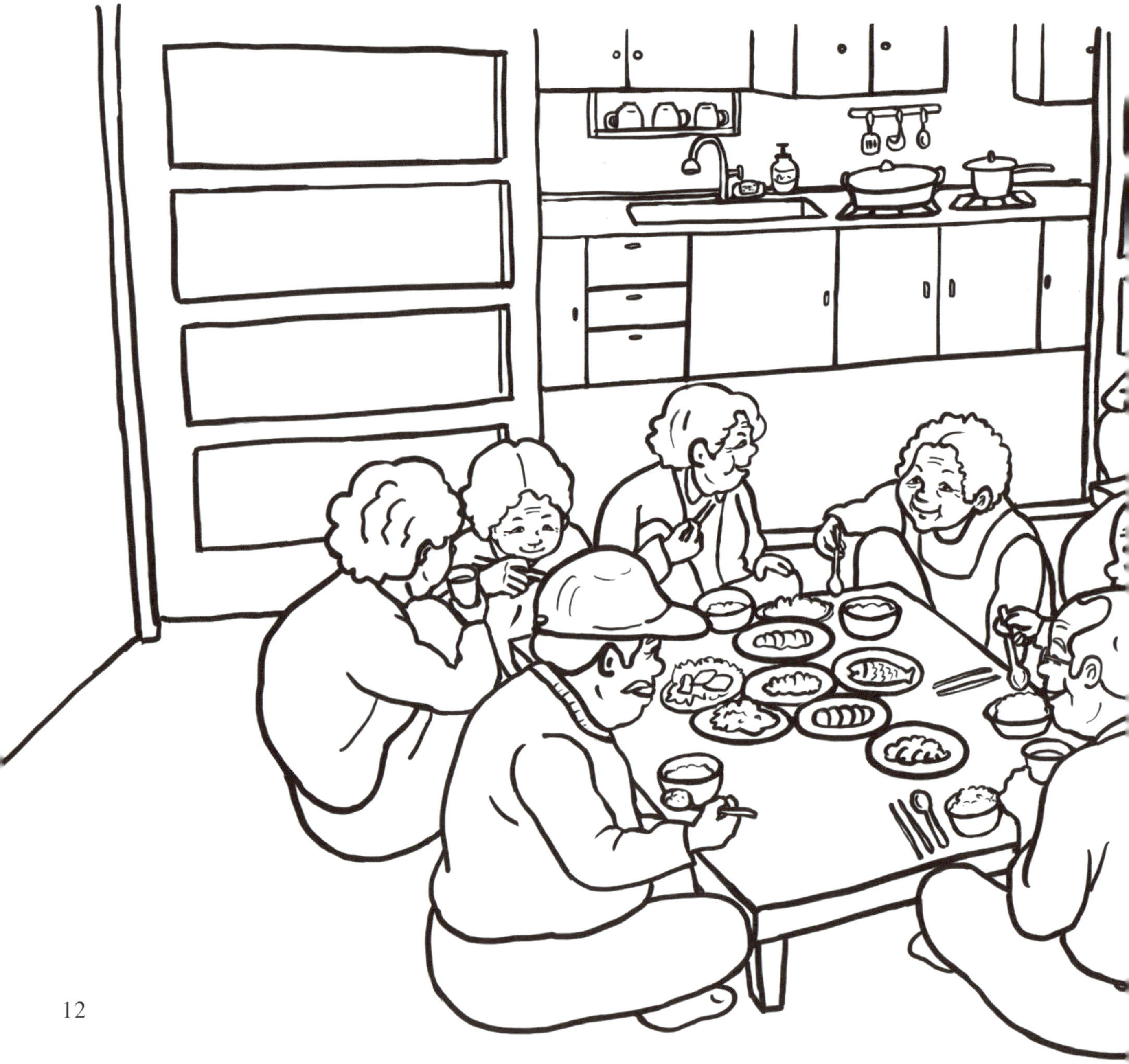

만듭니다. 그래서 약은 시간을 잘 지켜 먹는 것이 중요합니다. 약 먹기를 잊어 먹지 않도록 일정한 습관을 잘 만들어 두면 좋습니다.

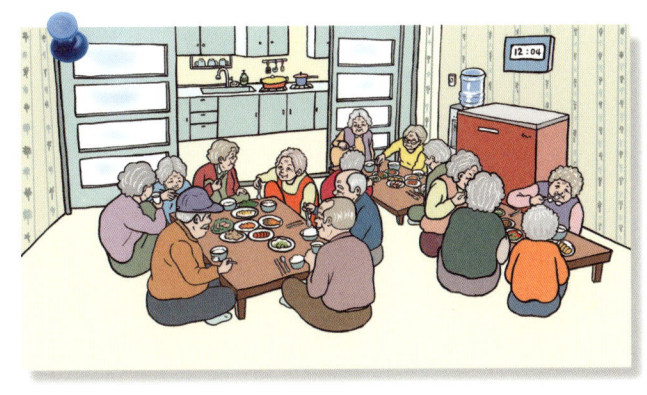

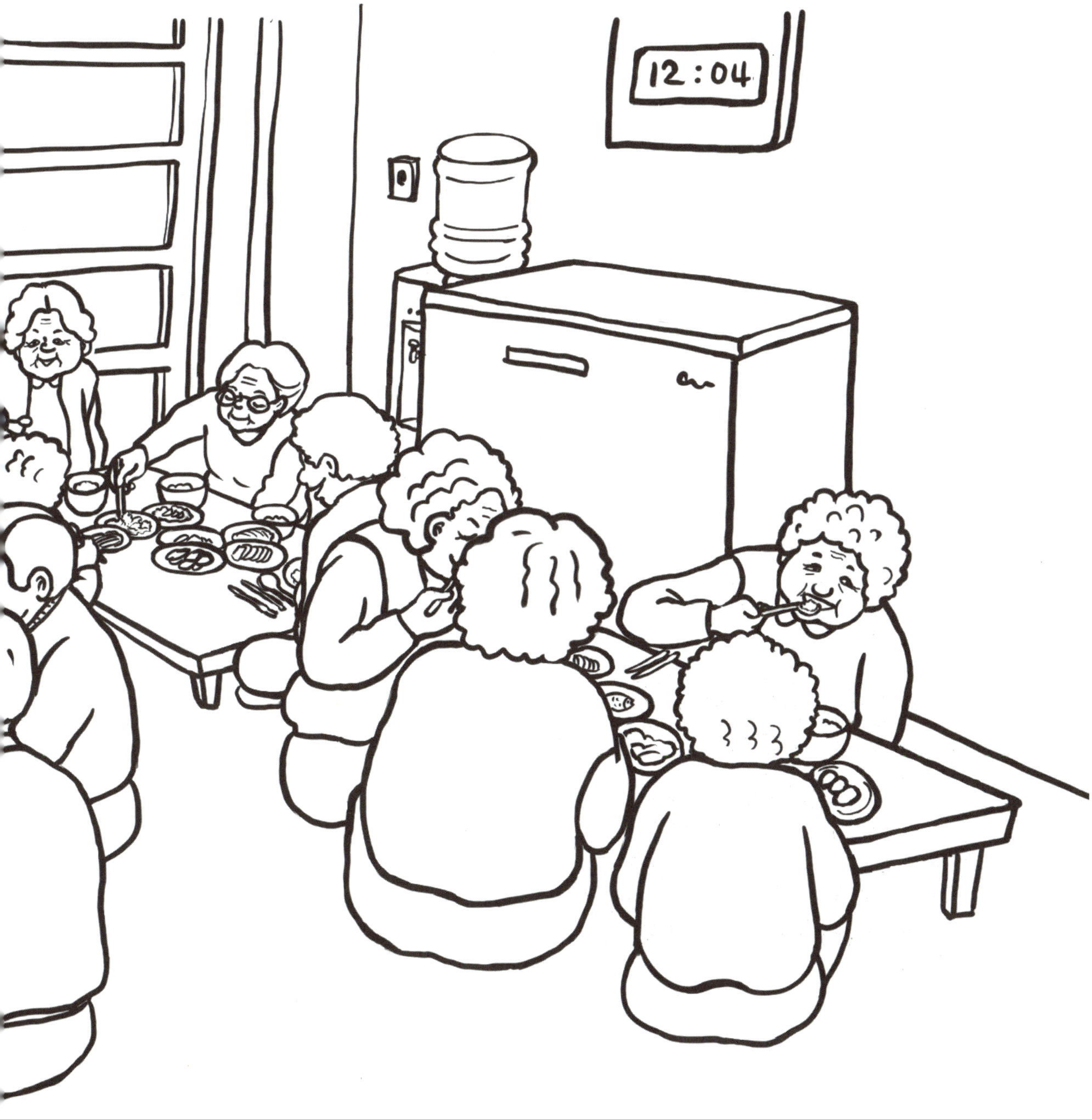

5. 약 때문에 약이 늘어날 수도 있어요

이춘자 할머니는
마트에 다녀오는 길에 단골 약국에 들러서 약사를 찾습니다. 최근에 화장실 가는 것이 영 시원치 않더니, 오늘은 아주 꽉 막힌 것처럼 답답합니다. 약사가 이것저것 물어보더니 처방약을 바꿔야 한다고 말합니다. 부작용으로 변비가 생길 수 있는 약이 있다는 이야기는 처음 듣습니다.

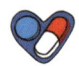

어딘가 불편해졌다면 먼저 내가 먹는 약과 관련이 없는지 꼭 약사에게 물어보세요. 전혀 관련 없다고 생각되지만, 약이 병을 만들기도 합니다. 이런 것을 부작용이라고 합니다. 부작용은 사람마다 다르게 나타나기 때문에 알기 어렵습니다. 이미 먹고 있는 약이 있다면 처방해 준 의사에게, 약을 조제해 준 약사에게 물어보세요! 물어보지 않으면 아무도 신경 써 주지 않습니다.

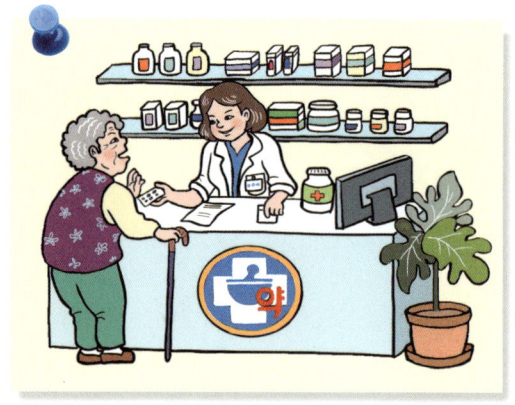

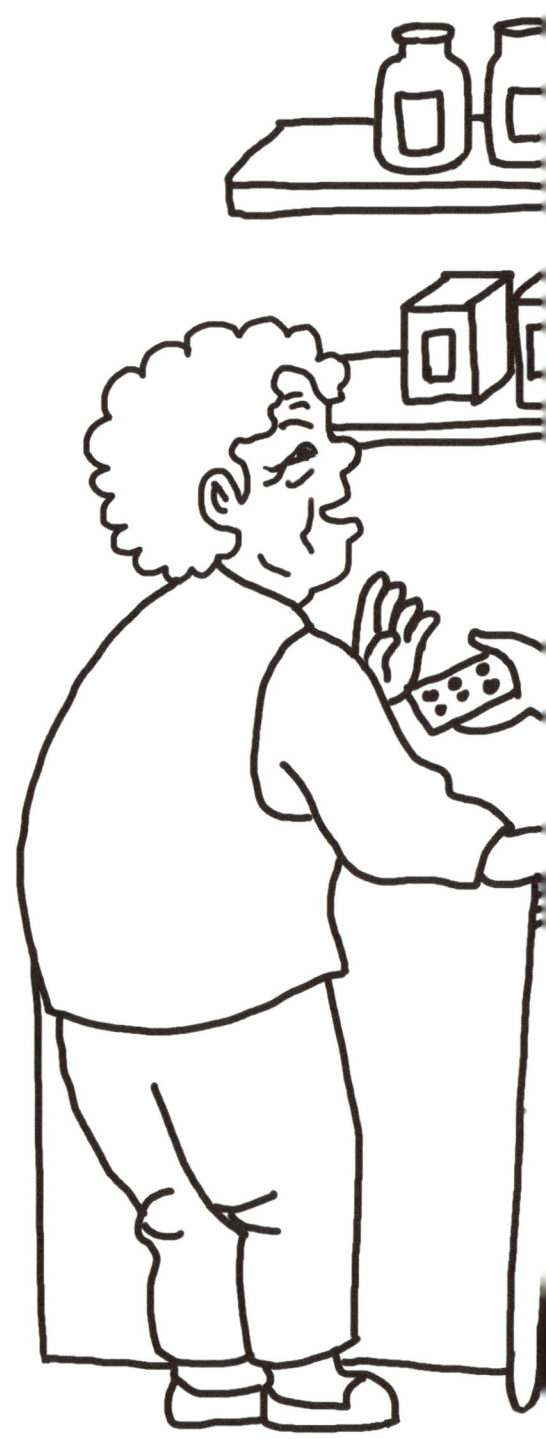

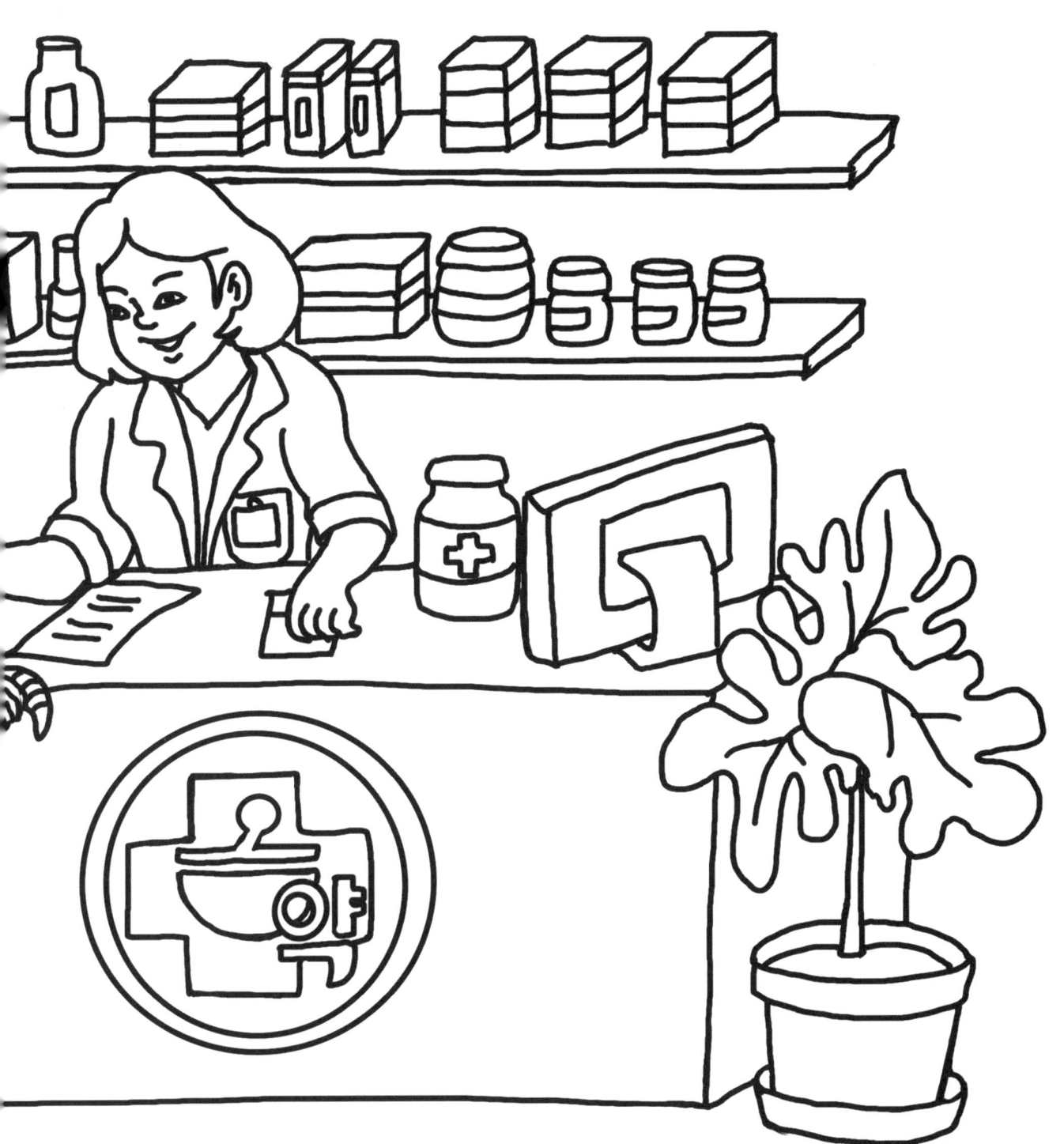

6. 의사 앞에서는 말이 안나오네

박정순 할머니는
궁금한 것을 못 참고 꼭 물어보는 성격입니다. 시장에서든 노인정에서든 궁금증을 꼭 풀어야 하는데, 이상하게도 병원에만 가면 의사 앞에서는 도통 말이 안 나옵니다. 하지만 이번에는 꼭 물어봐야지 하고 쪽지에 질문을 써서 가려고 합니다.

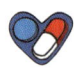

병을 치료하기 위해서는 환자도 치료에 적극적이어야 합니다. 약이 어떻게 치료를 해주는지, 언제 어떻게 먹어야 하는지, 조심할 것은 무엇인지 항상 물어봐야 합니다. 병원에 가서 의사 앞에서 할 말이 생각이 안 난다면 궁금한 점을 미리 종이에 적어 가세요. 병원을 가기 전에 미리 준비하면 더 충실한 진료를 받으실 수 있습니다.

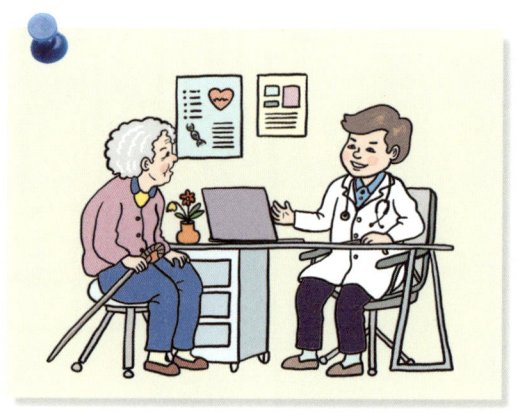
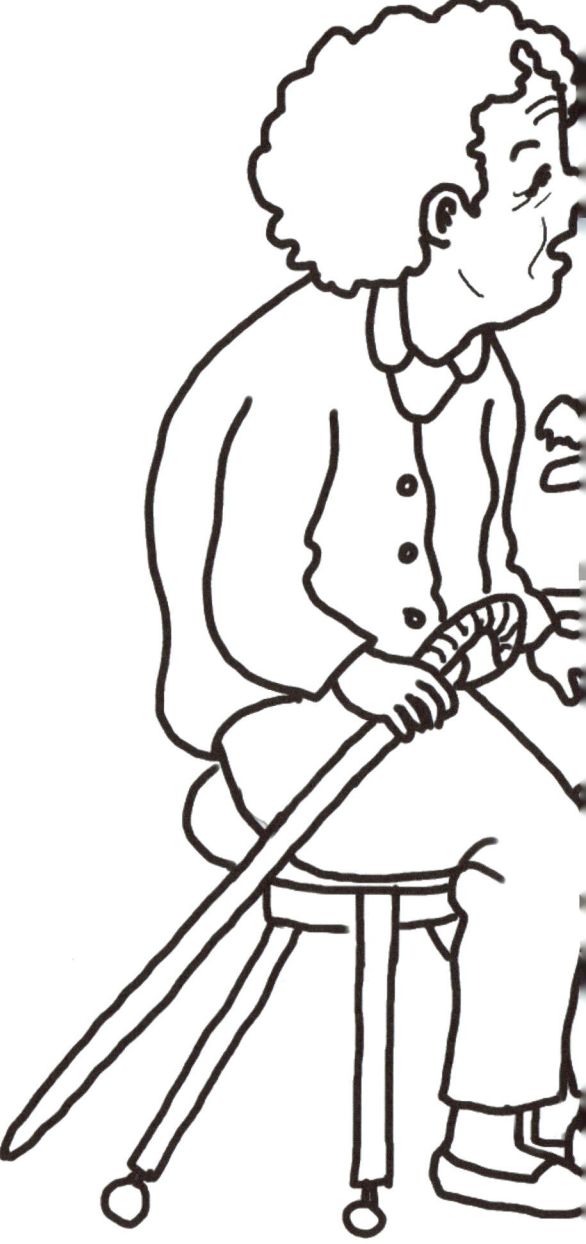

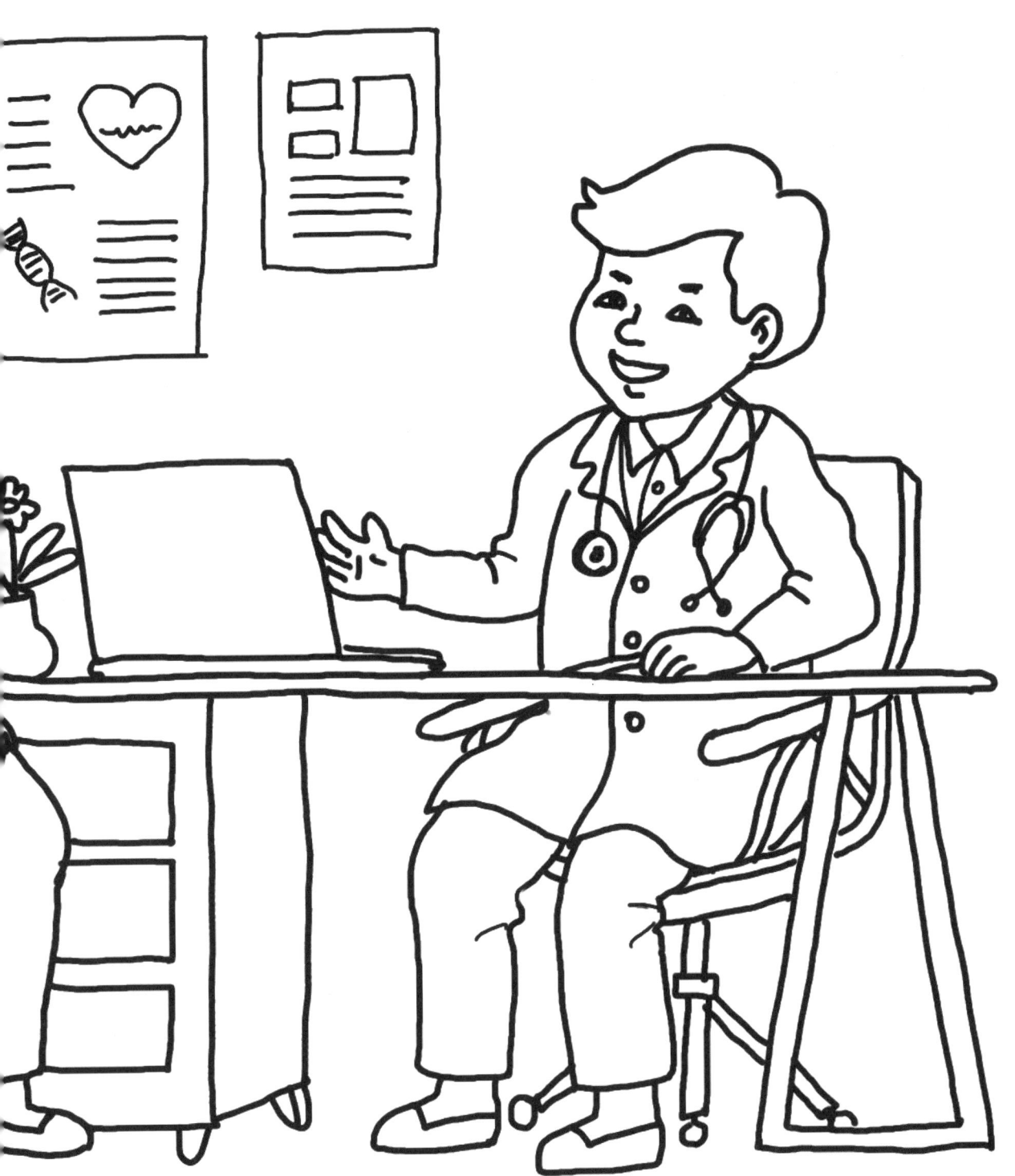

알면 좋아요

병원과 약국에 가기 전
이것만은 기억하세요!

❯ 병원에서는

1. 내 몸이 언제부터, 어디가, 어느 정도 아픈지 생각해보고, 가장 적당한 병원을 골라서 갑니다. 단골병원이 있다면 먼저 가보는 것이 좋습니다.
2. 의사에게 물어볼 내용을 미리 생각해서 가능하면 종이에 적어 갑니다.
3. 최근에 먹고 있는 약에 대한 정보를 주는 것이 중요합니다. 내가 계속 먹는 약이 있다면 약 이름이 적혀 있는 투약봉투나 처방전을 가지고 가는 것이 좋습니다.
4. 처음 가는 병원에는 신분증을 꼭 가지고 가야 하고, 감기 같은 유행병이 돌 때는 꼭 마스크를 착용하고 갑니다.
5. 검사나 시술을 하게 된다면 꼭 필요한 치료인지 설명을 잘 듣고, 부작용에 대해서도 꼼꼼하게 물어본 뒤에 결정을 합니다.

❯ 약국에서는

1. 약사로부터 약을 받을 때 반드시 내 이름이 맞는지 확인해야 합니다.
2. 약을 먹는 횟수, 시간, 방법에 대해서 설명을 잘 들으세요. 기억하기 어려울 때는 약봉투에 크게 써달라고 하세요.
3. 조제약은 꼭 투약봉투에 담아서 보관하시고, 약상자를 버리지 말고 설명서와 같이 보관하세요.
4. 약을 먹고 나서 졸립거나 어지럽지 않은지, 입이 마르지 않는지 등등 불편한 점이 있다면 언제든 약사에게 물어보세요.
5. 약국에서 일반의약품을 살 때도 꼭 내가 먹고 있는 약에 대한 정보를 알려주세요.

□□□ 이 건강하게 잘 사는 것은
"약" 덕분이야!!!
내가 먹는 약은 내가 더 사랑하고,
이뻐해 줄 거야~~

1. 현재 치료 중인 병에 표시(∨) 하세요.
   고혈압☐ 당뇨병☐ 고지혈증☐ 뇌졸중☐ 심장질환☐
   관절염☐ 골다공증☐ 파킨슨병☐ 천식☐ 결핵☐
   만성간질환☐ 신장질환☐ 위장질환☐ 피부질환☐
   우울증☐ 불면증☐ 치매☐ 암 (종류   )
   기타 (   )

2. 부작용이 난 약이 있나요? 이름을 써 두세요.

3. 내가 복용 중인 약, 적어 보세요.

약 이름	복용방법	효과	복용기간	기타
(예시)안올라정	아침에 1알	고혈압 약	2018. 3. 18~	동네의원 처방

7. 서면 앉고 싶고, 앉으면 눕고 싶고

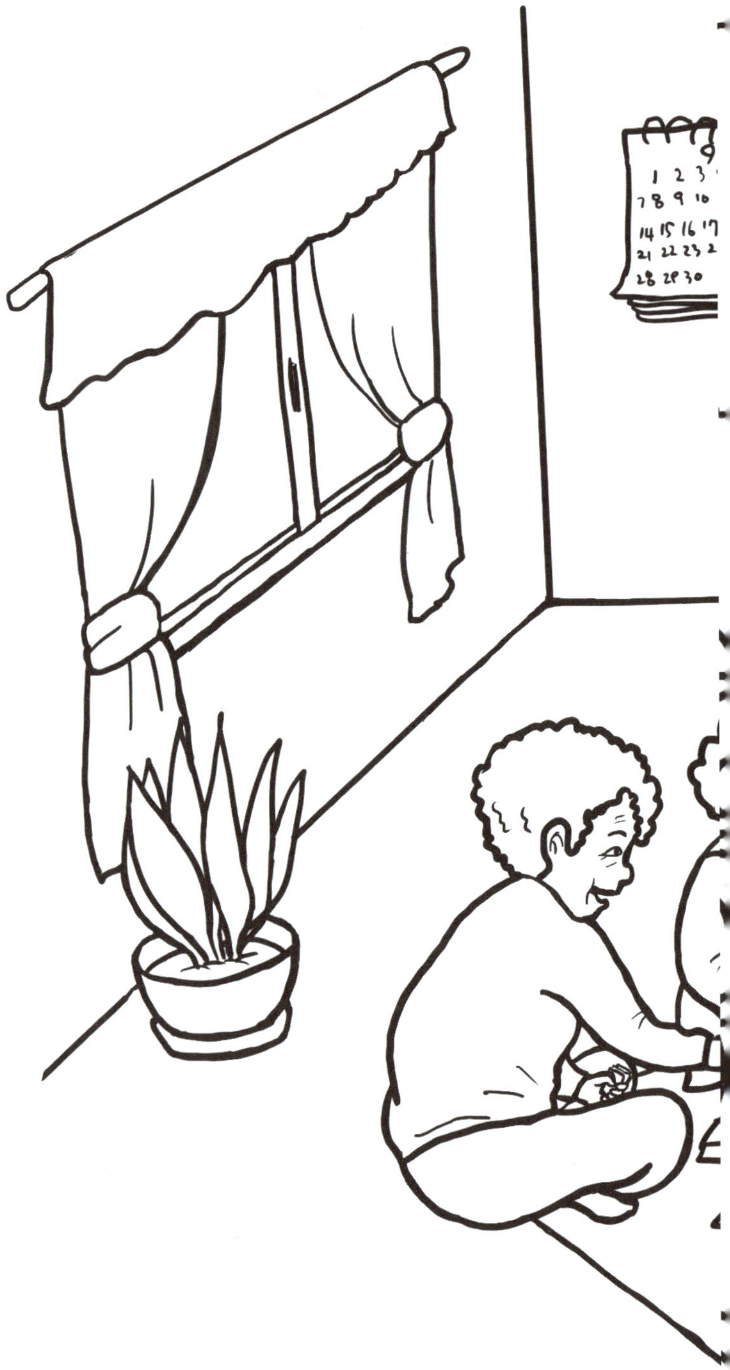

오늘도 경로당에는 신나는 고스톱 한 판이 벌어졌습니다. 치매예방에 좋다는데, **김옥남 할머니**는 영 재미가 없어서 뒤쪽으로 물러나 소파에 앉았다가 스르륵 잠이 듭니다. 점심 먹은 것이 소화도 안 되었는데, 지금 자면 밤에 잠을 설쳐서 안 되는데 하면서도 자꾸만 눈꺼풀이 내려앉습니다.

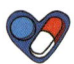

우리 몸은 자꾸 써야 굳어지지 않습니다. 머리도 써야 하고 몸도 계속 움직여야 합니다. 특히 식후에 눕는 버릇은 위장의 운동을 방해하기 때문에 소화가 안되고, 위장병이 생길 수 있습니다. 이처럼 사소한 습관을 조금만 바꾸어도 우리가 먹는 약을 줄일 수 있습니다. 혹시 내가 잘 모르는 나의 나쁜 습관이 있는지 잘 살펴보세요.

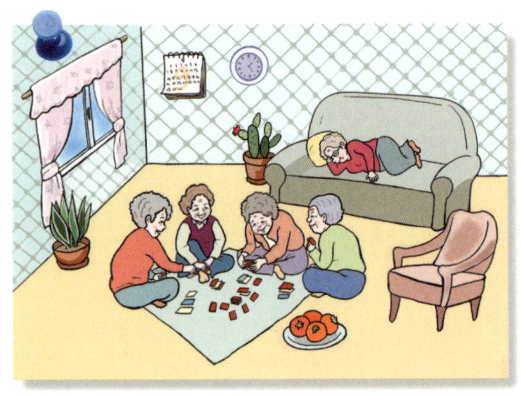

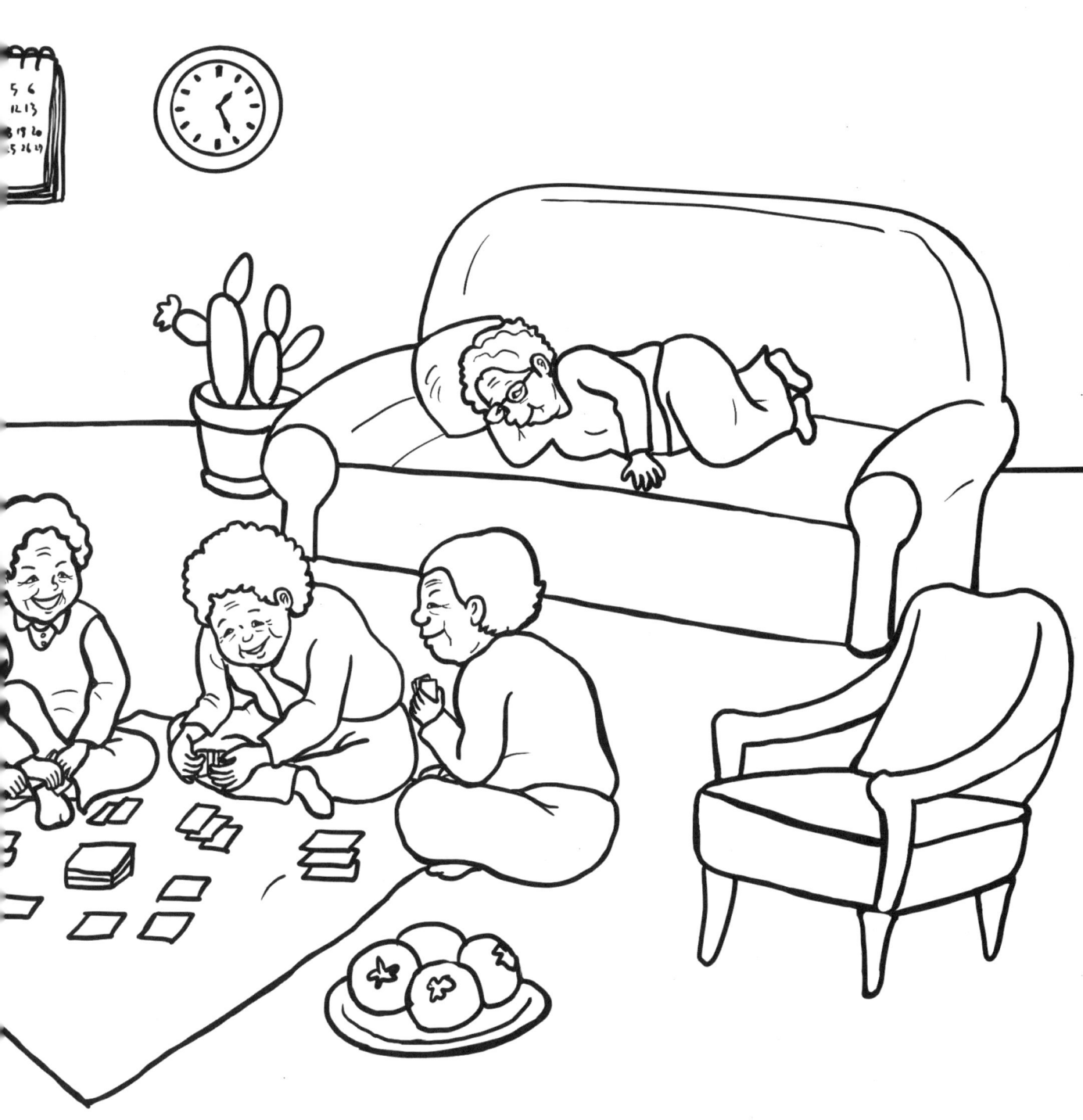

8. 적당히 알맞게 꾸준히 운동

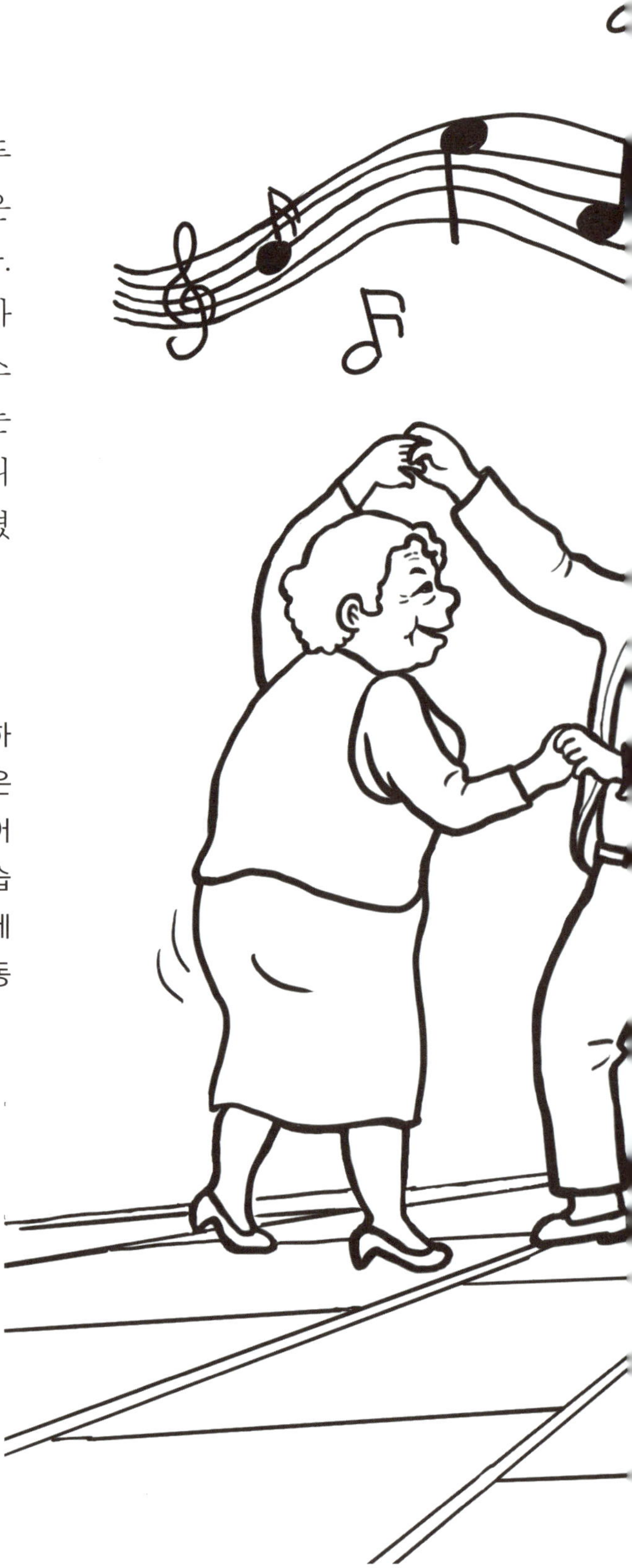

오정자 할머니는
오늘도 아침상을 바지런히 치우고, 댄스구두를 배낭에 챙겨 넣고 집을 나섭니다. 오늘은 복지관에서 포크댄스 수업이 있는 날입니다. 남자가 수가 적어서 매번 남자 역할을 해야 하지만, 박자에 맞추어 손과 발을 움직이는 댄스가 아주 재미납니다. 지금 배우는 포크댄스는 음악도 좋고 동작도 우아해서 매우 맘에 듭니다. 댄스를 해서 그런지 다리 힘도 더 좋아졌고 당도 잘 조절되어 일석이조입니다.

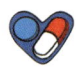

어르신은 꾸준히 하고 있는 운동이 있나요? 운동을 하라는 말은 많이 듣지만, 막상 운동을 꾸준히 하는 것은 무척 어렵습니다. 무릎이 아파서 못 한다, 재미가 없어서 못 한다 등등 운동을 하기 어려운 핑계는 정말 많습니다. 그렇지만 역시 운동은 약이 늘어나지 않게 하는데 가장 기본이 됩니다. 재미있게 할 수 있는 나만의 운동을 꼭 찾으면 좋겠습니다.

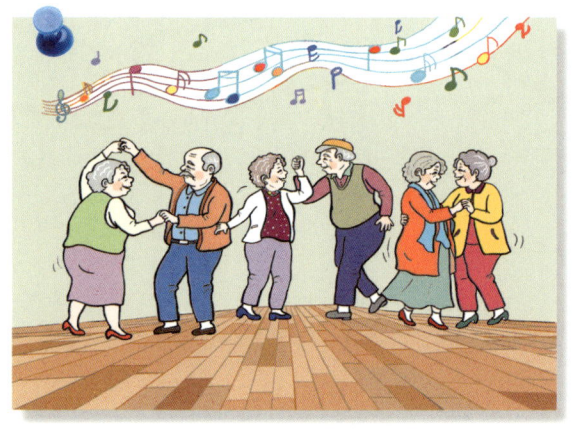

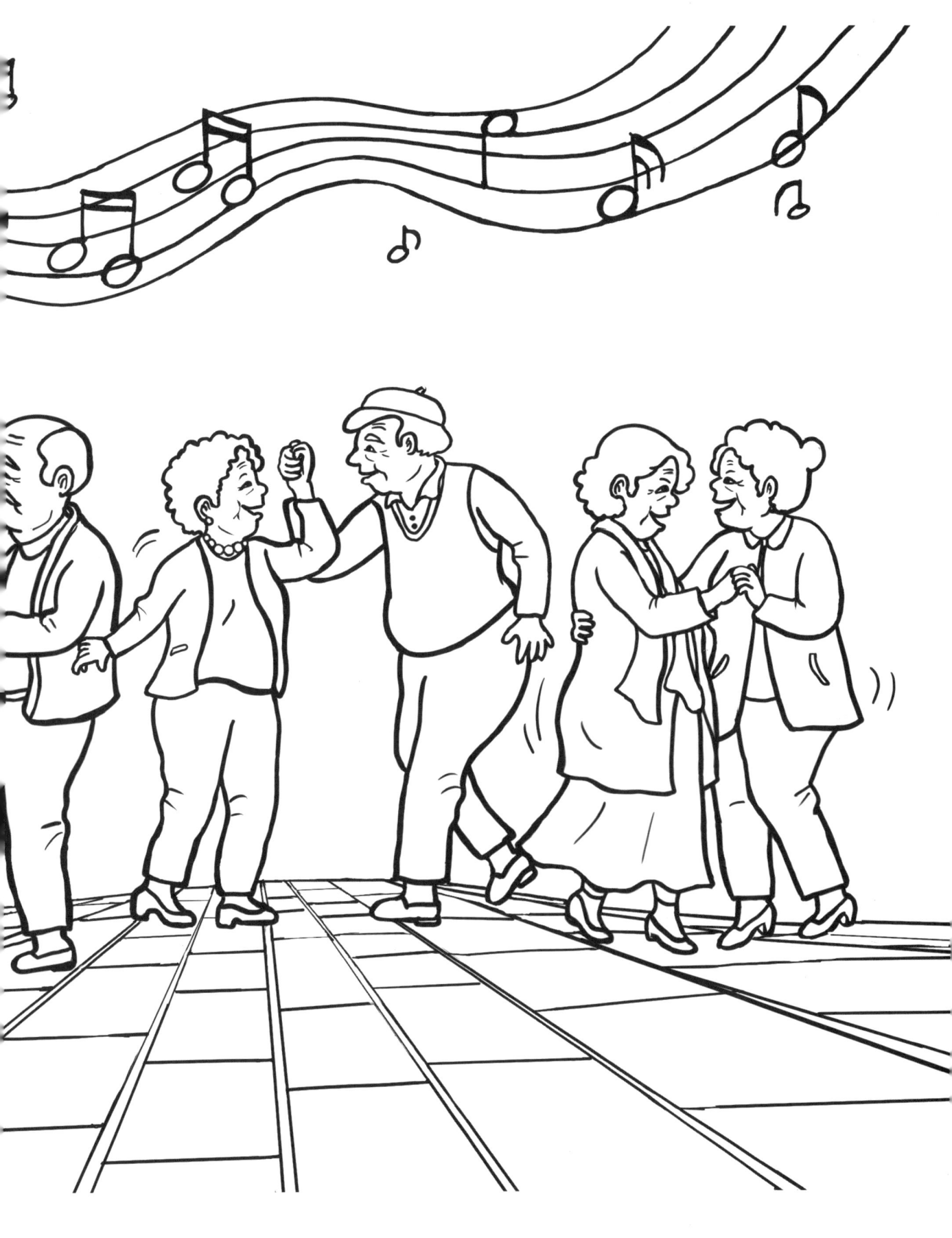

9. 몸에 좋다면서 뭘 자꾸 사다 줘

김영식 할아버지는
손주가 10명이나 되는 대가족입니다. 명절이면 다들 집에 오는데, 그 날만큼 기쁜 날도 없습니다. 그런데 자꾸 영양제를 사다 줍니다. 이것도 몸에 좋다, 저것도 몸에 좋다는 말을 들으면 꼭 먹어야 할 것 같은 생각이 들다가도, 지금 먹는 병원 약도 많은데 이걸 다 같이 먹어도 되는지 궁금합니다.

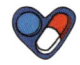

요즘은 영양제 천국입니다. 주변에 모두가 먹고 있으니, 나만 혼자 늙어 버릴까봐 걱정도 됩니다. 그러나 영양제가 만병통치약은 아닙니다. 우리 몸에 좋다는 음식들을 골고루 매 끼니 챙겨 먹기가 힘드니 그 속의 영양분들을 알약의 형태로 만들어 놓은 것입니다. 어떤 영양제는 오히려 약을 방해하기도 하니, 내게 꼭 필요한 것인지 한번 더 확인하세요.

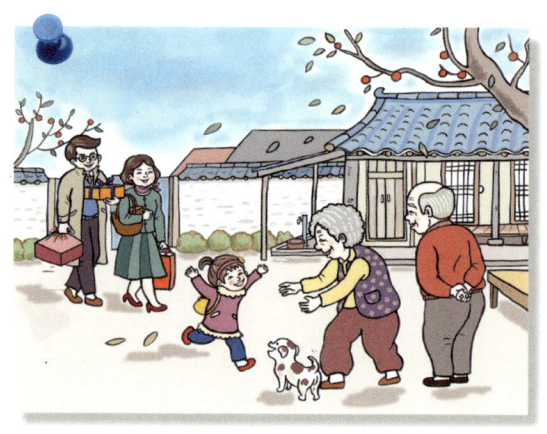

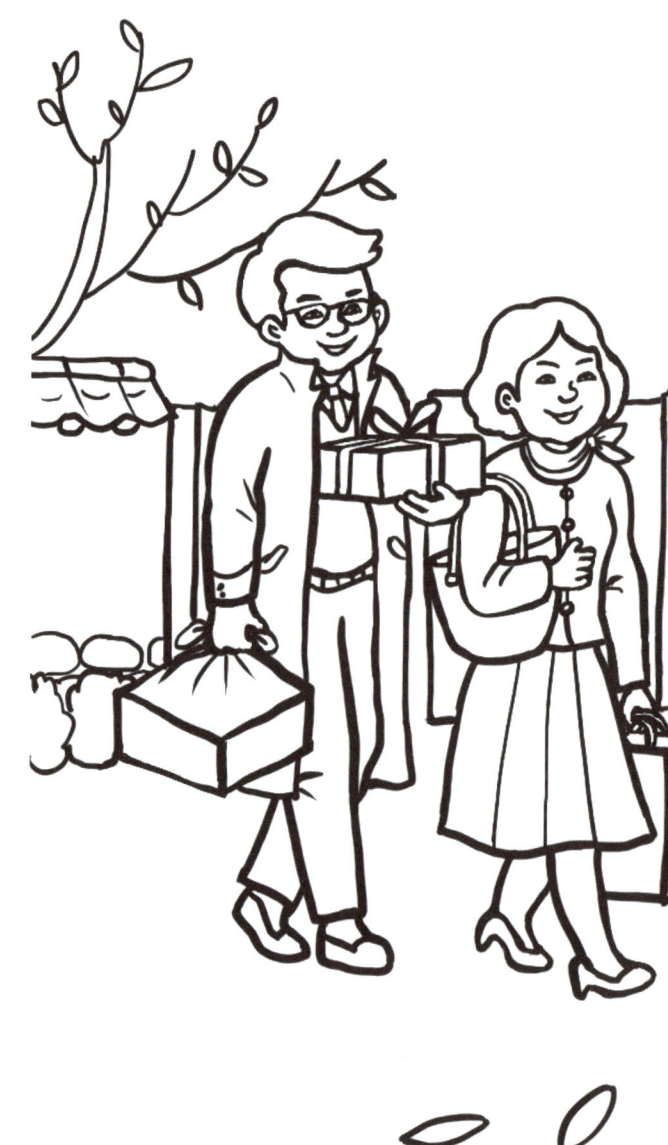

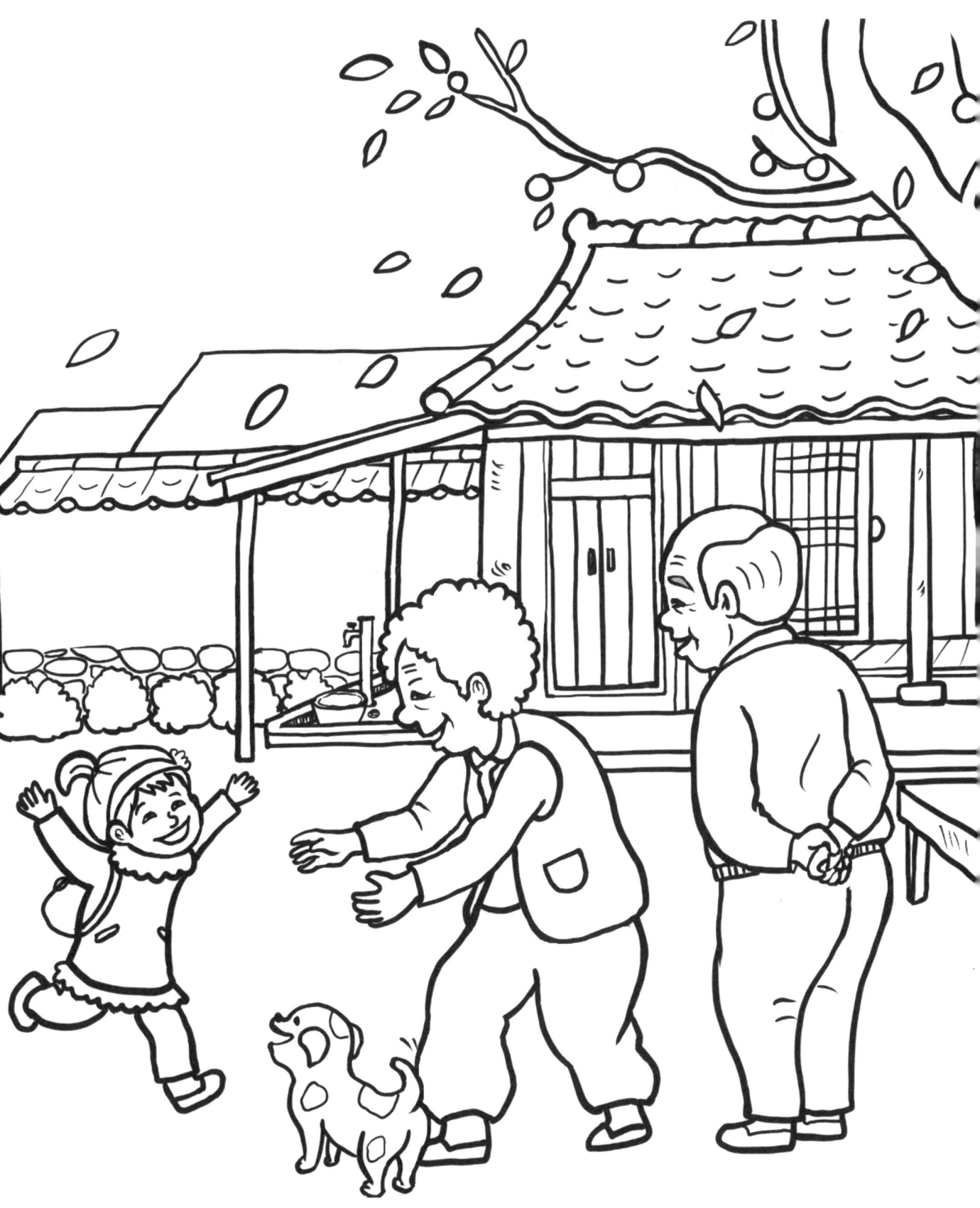

알면 좋아요

퀴즈로 알아보는
올바른 약 사용법 (O, X)

1. 증상이 비슷하면 다른 사람의 약을 먹어도 된다. (   )

2. 처방약의 경우, 복용법을 바꿀 때는 반드시 의사, 약사와 상의한다. (   )

3. 모양이나 색이 달라도 효과가 나는, 성분이 같은 약이 있다. (   )

4. 약은 식후에 먹어야 하므로 밥을 안 먹었을 때는 건너뛴다. (   )

5. 약 먹는 것을 잊어버렸을 경우에는 생각난 즉시 약을 먹는다. (   )

6. 모든 약은 냉장고에 보관할수록 좋다. (   )

7. 약을 먹을 때는 미지근한 물로 먹고, 커피, 콜라, 주스로 먹지 않는다. (   )

8. 약에 대한 부작용은 누구에게나 똑같이 나타난다. (   )

9. 약을 먹을 때 술, 담배는 효과에 나쁜 영향을 준다. (   )

10. 사용기한이 지난 약은 쓰레기통에 그냥 버린다. (   )

정답 1. X 2. O 3. O 4. X 5. O 6. X 7. O 8. X 9. O 10. X

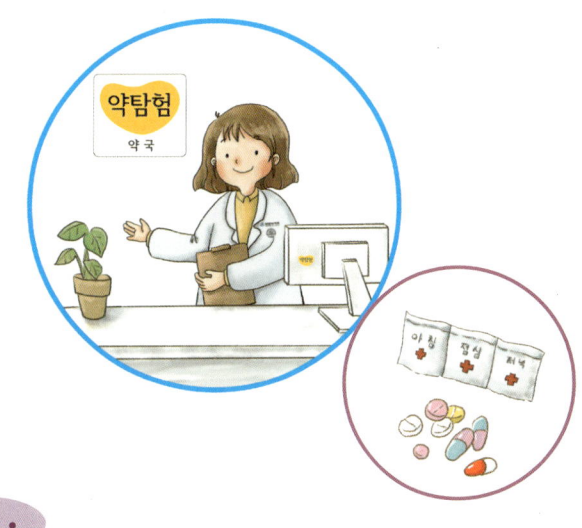

올바른 건강생활 수칙

잘 지키고 있는지 동그라미(O) 해봅시다.

1. 식사는 (싱겁게, 짜게) 골고루, 천천히 (많이, 적당량) 먹습니다.

2. 운동은 (매일, 가끔) 30분 걷기와 스트레칭을 꾸준히 합니다.

3. 물 마시기는 조금씩 (자주, 가끔) 마시고, 천천히 마십니다.

4. 잠자고 일어나는 시간을 (규칙적, 불규칙적)으로 합니다.

5. 낮에는 사람들을 (만나고, 안 만나고) 햇빛을 쬐며 활동합니다.

6. 스트레스를 받으면 (부정적, 긍정적)으로 생각하고 즐겁게 이겨냅니다.

7. 손 씻기와 기침 예절을 (지킵니다, 지키지 않습니다.)

8. 건강검진과 예방접종을 (미룹니다, 미루지 않습니다.)

9. 내가 먼저 이웃과 (웃으며, 화내며) 인사합니다.

10. 내가 사는 우리 마을을 (깨끗한, 더러운) 공간으로 만듭니다.

10. 자꾸 먹다가 중독되는 건 아닌지

임정숙 할머니는
수면제를 먹어야 잠이 듭니다. 주변에서 중독이 된다고 하면서 자꾸 먹지 말라고 합니다. 뜬 눈으로 밤을 새우고 나면 다음날 몸이 너무 힘듭니다. 약 안 먹으면 잠을 못 자니 약을 먹으면서도 걱정이 됩니다.

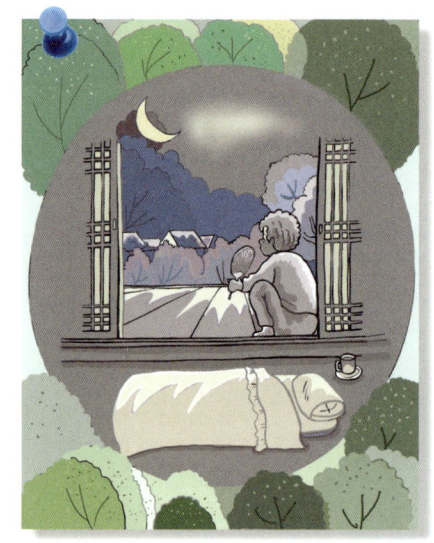

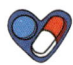
수면제 같은 신경정신과 약을 처방 받아서 먹게 되면 다른 약들보다 훨씬 더 걱정하시는 모습을 보게 됩니다. 물론 조심해서 써야 하는 약임에는 분명합니다. 하지만 무조건 약을 겁내기보다는 왜 이 약을 쓰고, 이 약이 내 몸에 들어가 어떻게 작동하는지 이해하면 더 약효를 볼 수 있습니다. 수면제를 처방 받아 먹는다면 잘못된 수면 습관을 바꾸는 노력을 함께 해야 합니다.

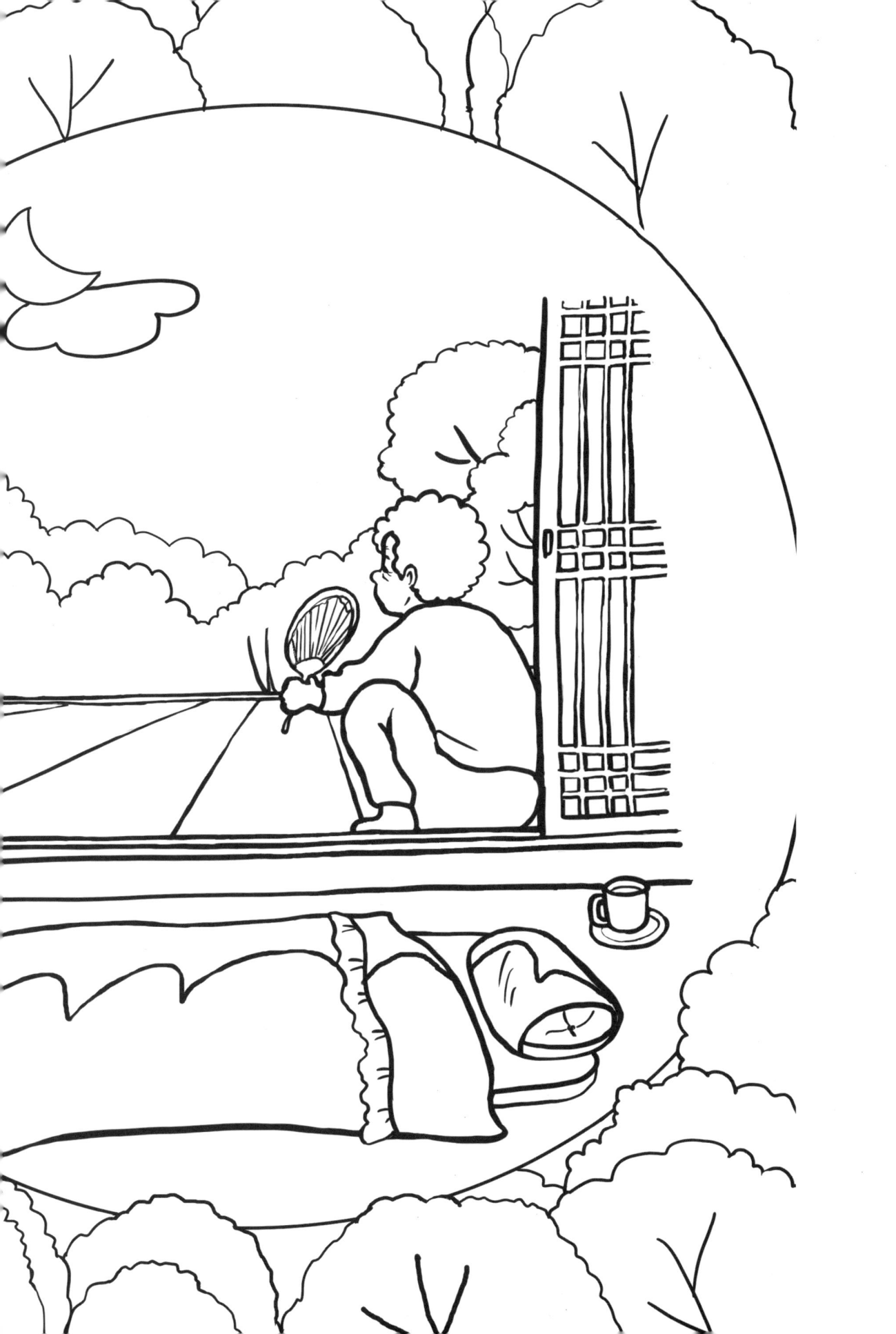

11. 가장 중요한 약, 가장 좋은 곳에

최순자 할머니는
종종 약이 없어집니다. 그리고 언제 받았는지 어디에 쓰는지 영 모르는 약도 있습니다. 다 똑같아 보이는데, 그냥 짐작으로 먹을까 하다가도 그러면 안 될 것 같아 멈추고 맙니다. 누가 와서 약을 먹기 편하게 정리해 주면 좋겠습니다.

약은 잘 정리해서 보관해 두어야 합니다. 약은 꼭 설명서와 함께 포장 그대로 보관해야 어디에 쓰는 약인지 알 수 있습니다. 약상자에는 이 약이 어디에 쓰이고, 얼마나 먹어야 하는지에 대한 정보와, 사용기한이 표시되어 있기 때문입니다. 약사가 집을 방문해 약을 정리하고 상담해 주는 방문약료 프로그램을 이용해 보세요!

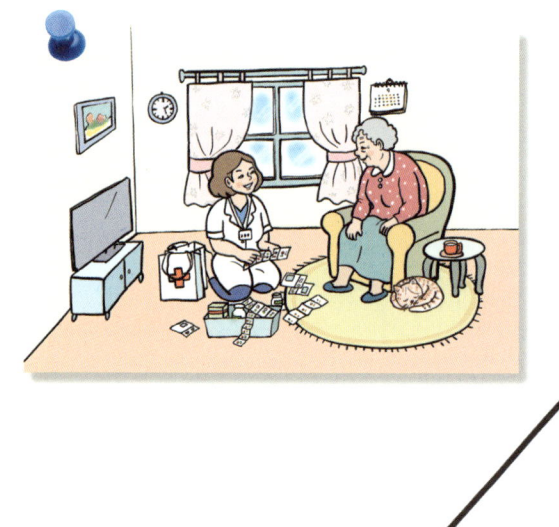

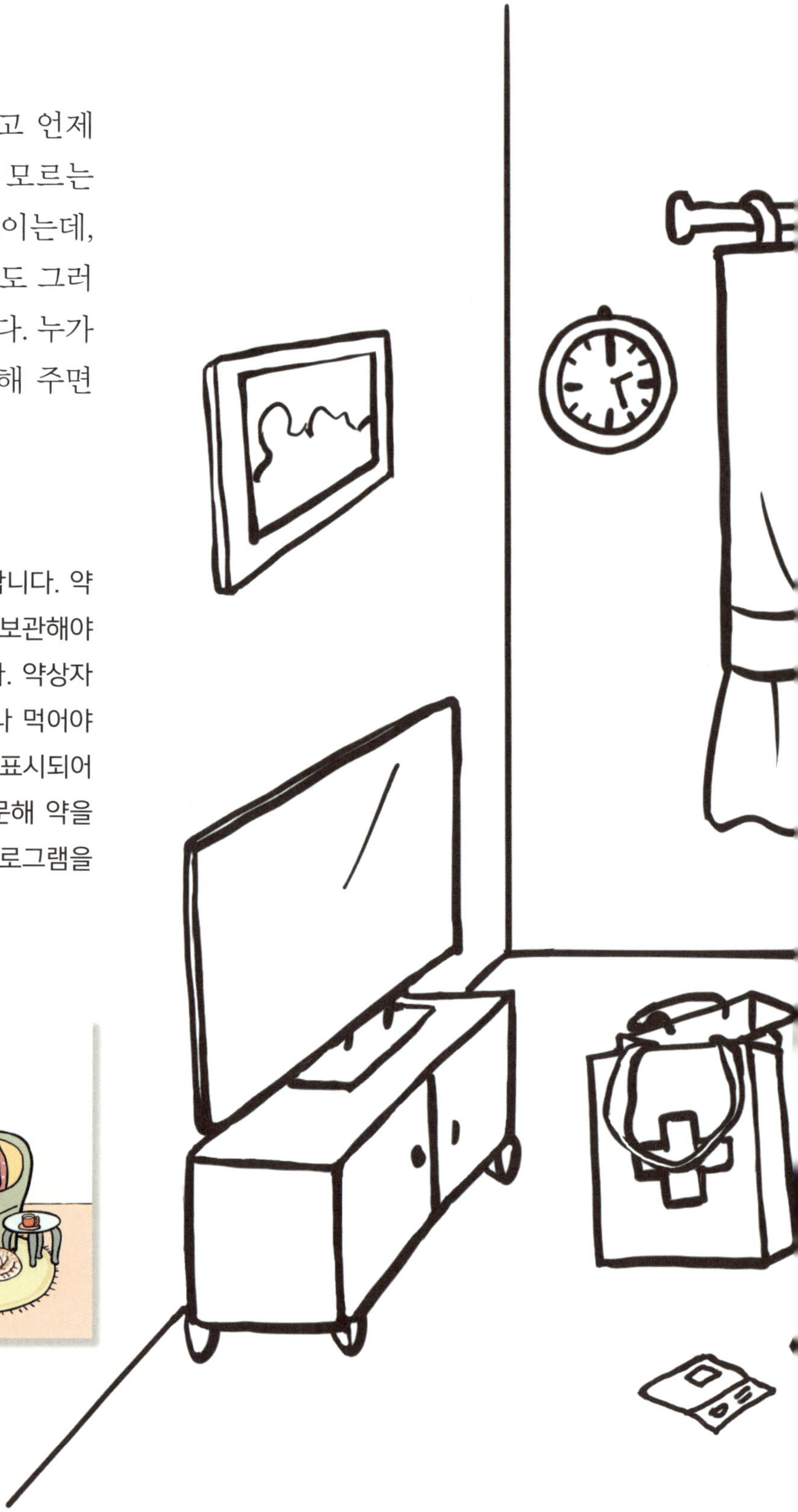

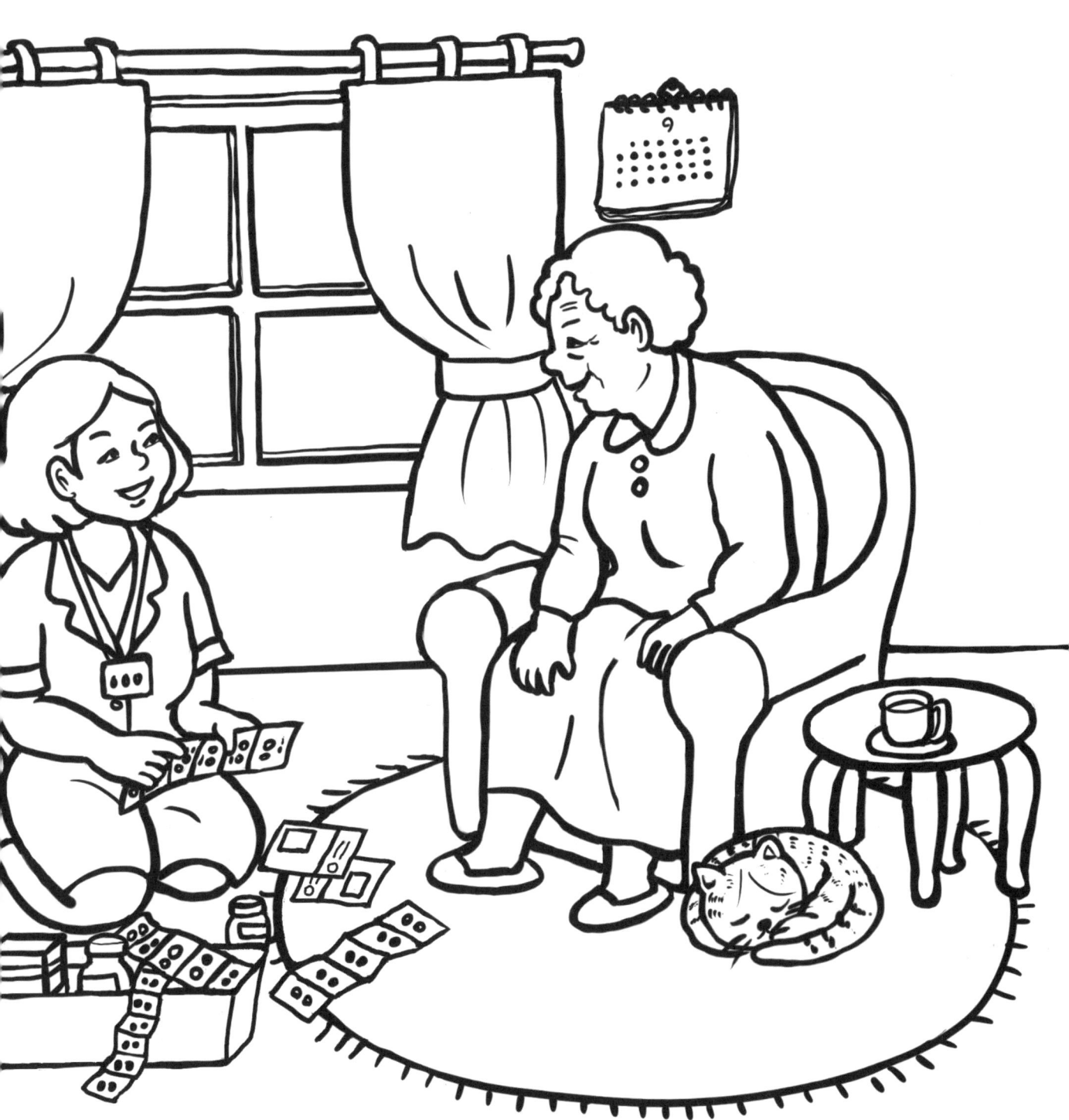

12. 약을 버리면 아깝잖아

신영숙 할머니는

집에 안 먹고 둔 약이 많습니다. 버리기에는 아깝기도 하고, 무엇보다 필요할 때 꼭 쓸 일이 생길 것만 같아서 버리지 못했지만, 이렇게 오래 두어도 효과가 있을까 걱정이 되기도 합니다.

사용기한을 훌쩍 넘긴 약을 아까워서 버리지 못하고 집에 가지고 있는 어르신들을 많이 봅니다. 오래된 약은 약효가 없거나, 오히려 몸에 독이 될 수도 있습니다. 사용기한이 지났거나 어디에 쓰는지 모르는 약, 모양과 색깔이 변한 약 등 버려야 할 약들은 모아서 분리수거합니다.

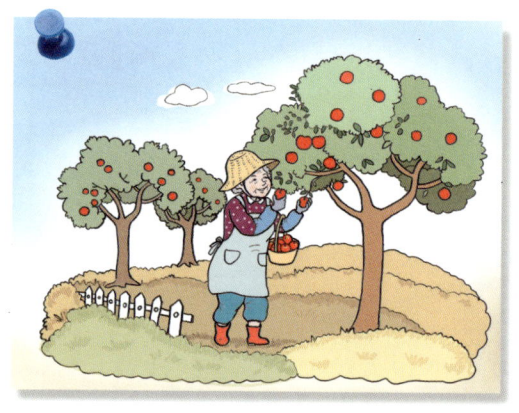
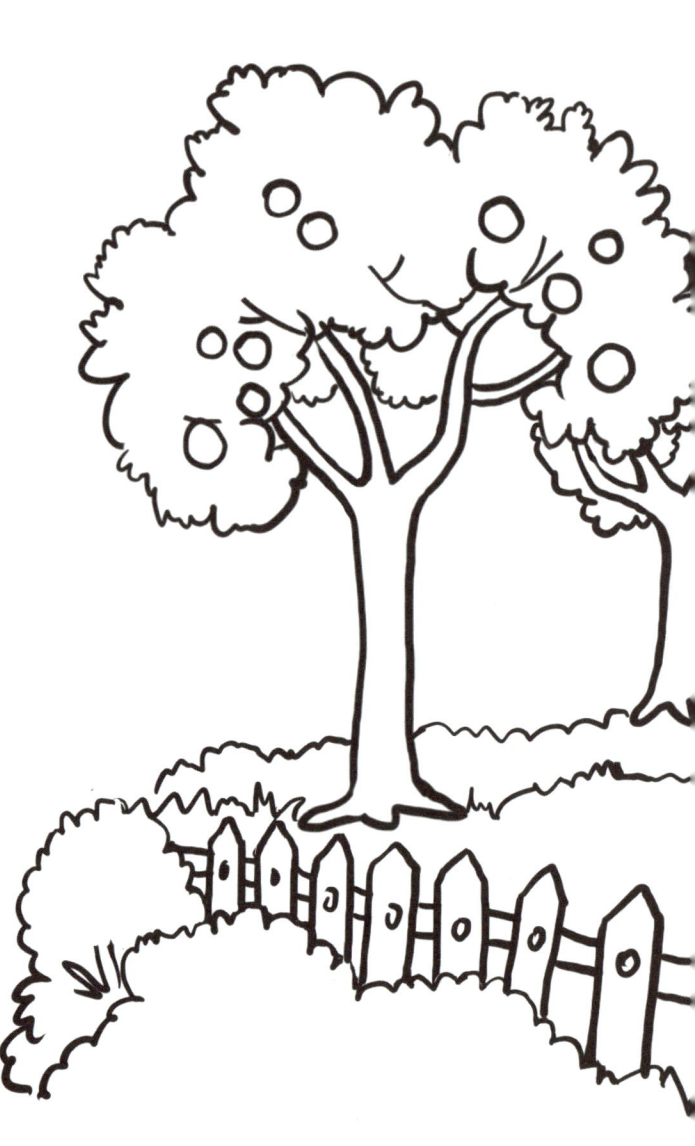

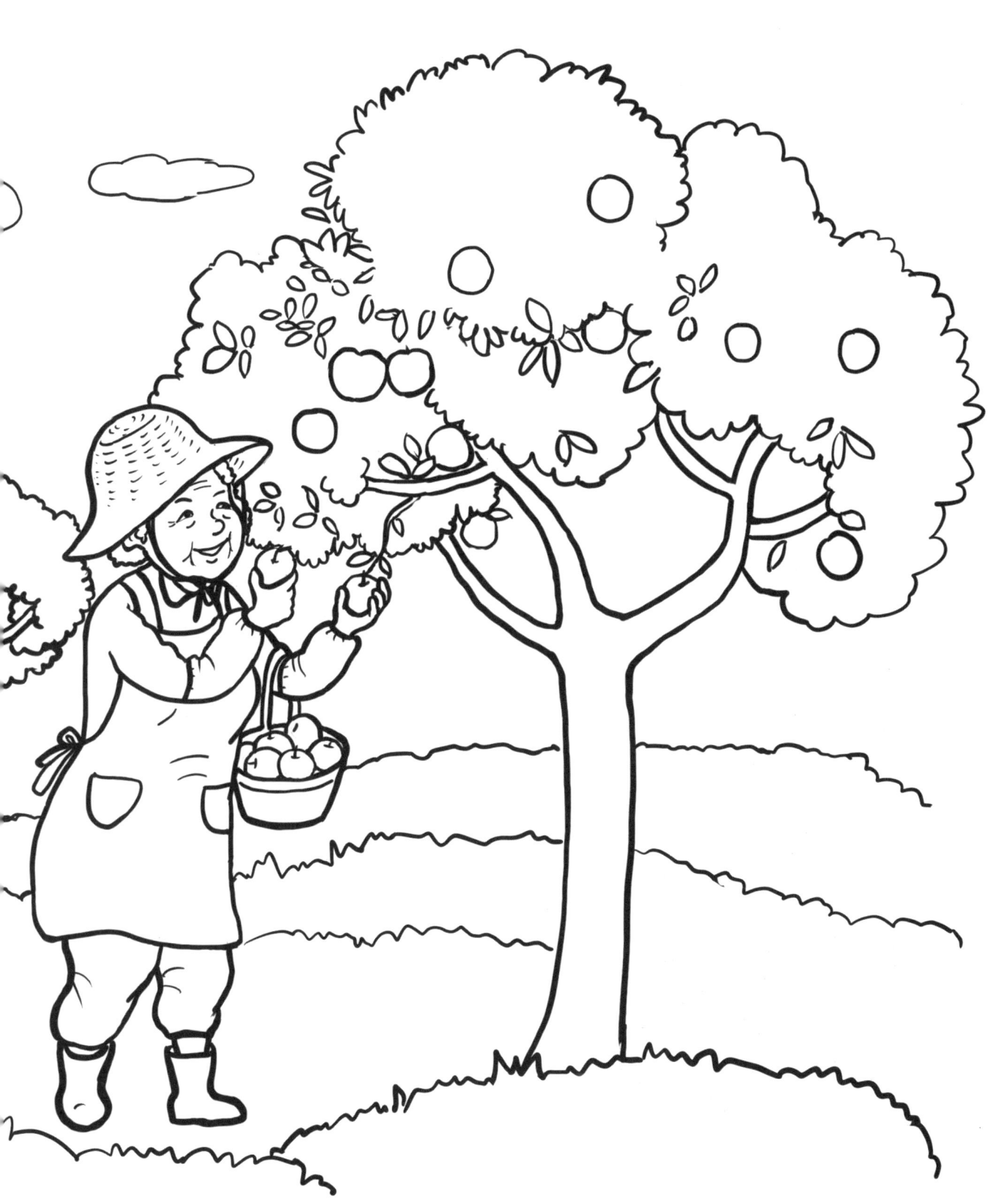

13. 오늘이 가장 젊은 날

아무리 좋은 약이 나와도
다시 젊어질 수는 없습니다.
오늘이 가장 젊은 날이고,
지금의 행복이 가장 중요합니다.
지금을 즐깁시다.

아모르 파티!!

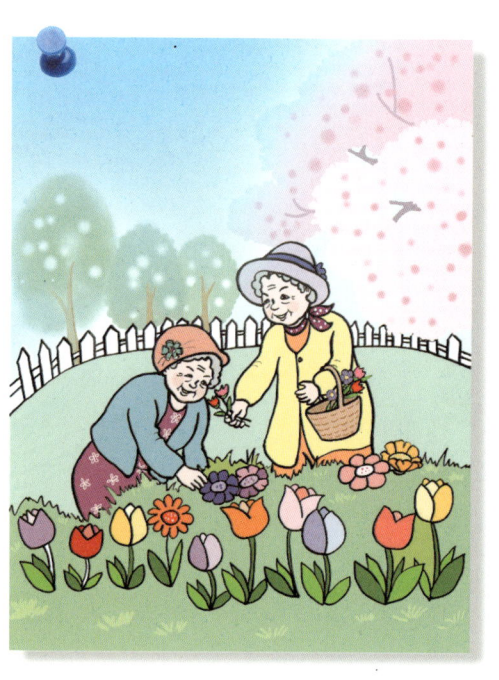
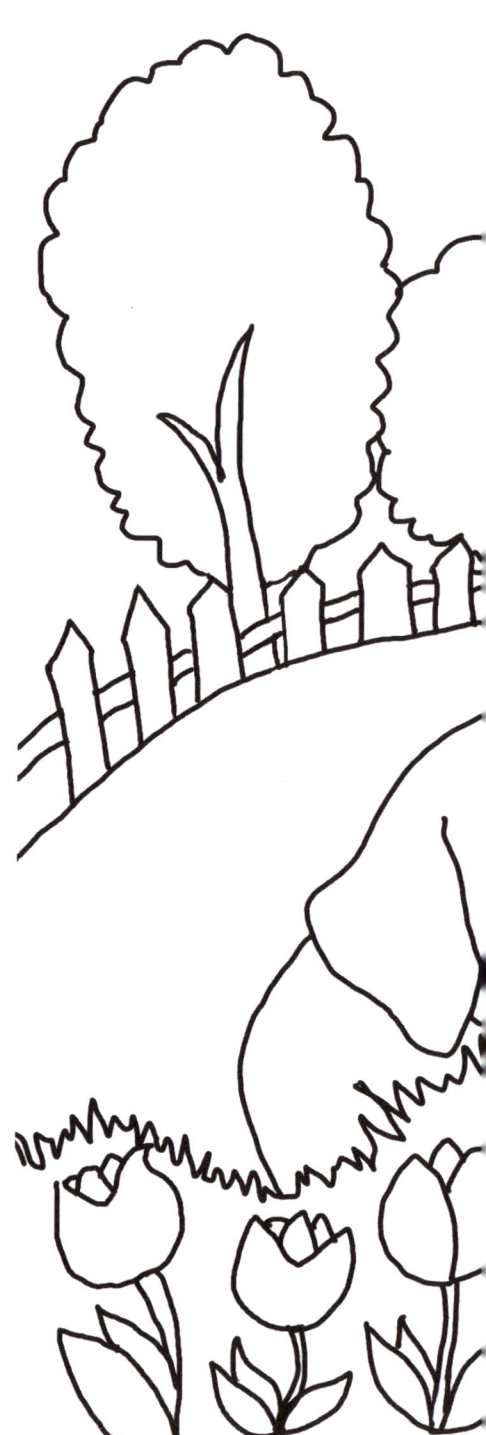

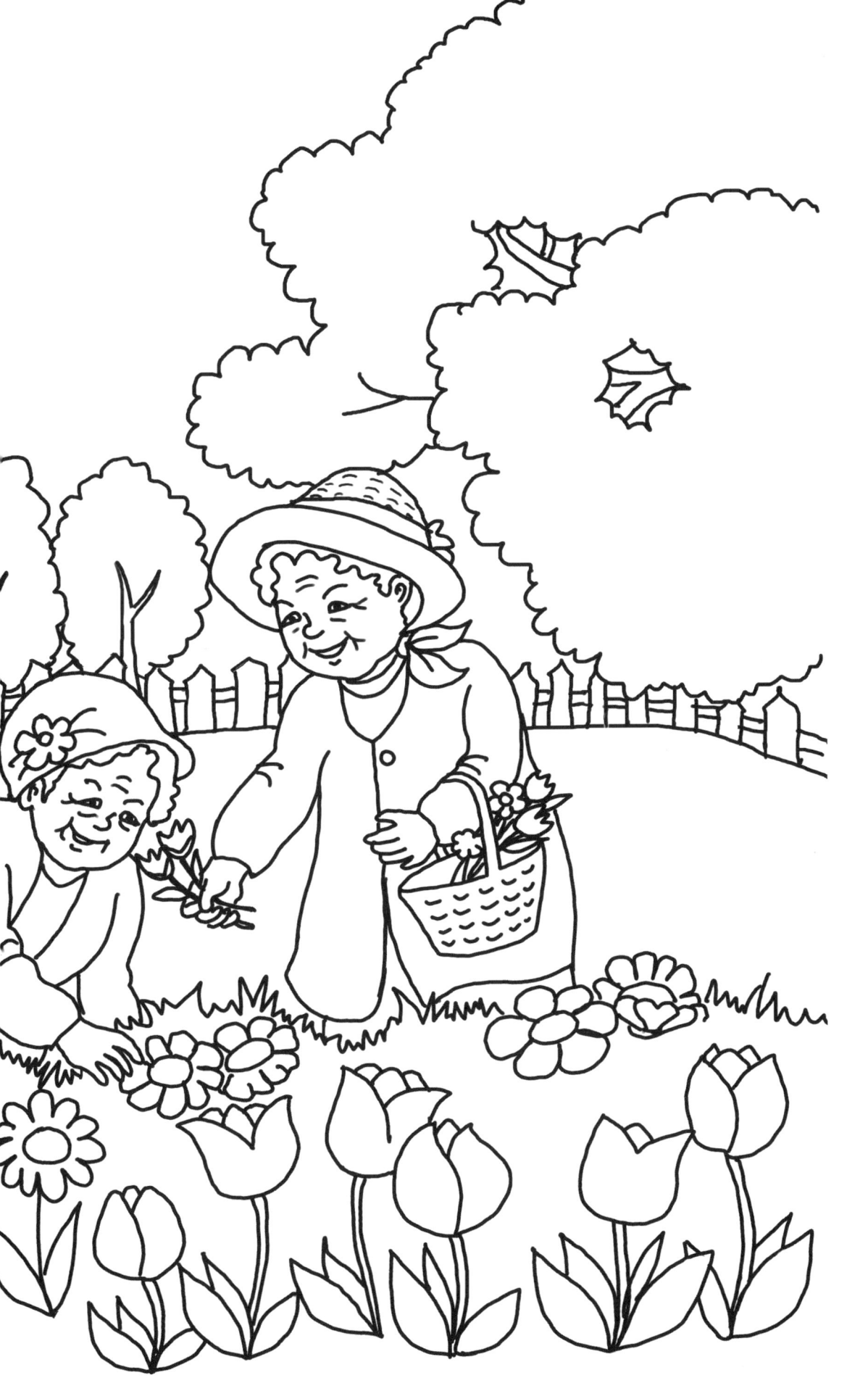

알면 좋아요

나의 건강생활 연락처

평소 내가 자주 가거나 응급상황에서 쉽게 이용할 수 있는 의료기관의 연락처를 알아두면 도움이 됩니다.

응급기관	연락처
단골 의원	
단골 약국	
지역 보건소	
주민센터 등	
가족·지인	

이 책을 마무리하며

이쁜 그림과 함께하는 즐거운 약탐험이셨나요?
약은 의사가 잘 처방해 주고, 약사가 잘 조제해 주기만 하면 되는
것이 아닙니다. 아무리 좋은 약이 나오더라도 먹지 않으면 아무 효과를
못 봅니다. 결국 약을 먹는 내가 약을 이해하고, 부작용 없이 잘 쓰는 것이
좋은 의사, 약사를 찾는 것보다 더 중요하다는 것을 꼭 기억하셨으면
좋겠습니다.
이주영 약사와 함께한 약탐험이 약을 좀 더 쉽고 편하게 배우고
사용할 수 있게 하는 시간이 되었기를 바랍니다.
감사합니다.

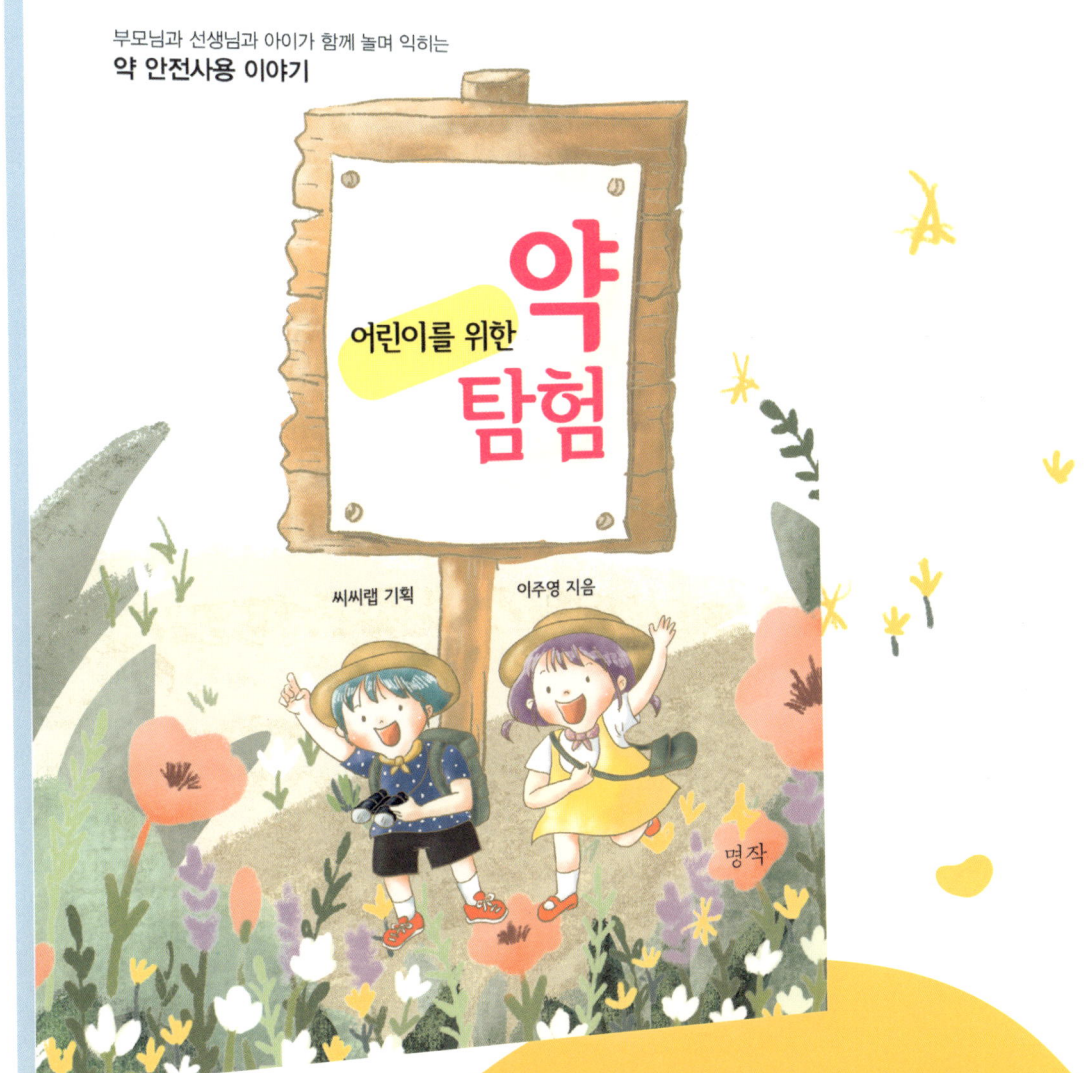

총 5만부 이상 판매된
어린이를 위한 약 안전사용 지침서

『어린이를 위한 약탐험』은 아이들이 흥미있어 하도록
그림도 그리고, 색칠도 하고, 낙서도 할 수 있게 만든 놀이책입니다.
놀면서 약에 대해 배우고 익힐 수 있도록 안내해 주세요.
아이들과 함께 약을 탐험해 주세요.

씨씨랩 기획 | 이주영 지음 | 이계숙 그림 | 명작 펴냄 031-774-7537 | 주문 010-3240-7538

우리 어르신들의 생존 필수품이 되어버린 약
예쁘게 그림을 색칠하면서 약에 대해 배우고 탐험해요

약은 사람마다 다르게 반응하고,
맞춤옷처럼 사람마다 조율해서 사용해야 합니다.
나에게 맞는 약을 만나기 위해서
약에 대해 조금만 더 이해하면 좋겠다는 바람에서
이 책을 만들었습니다.

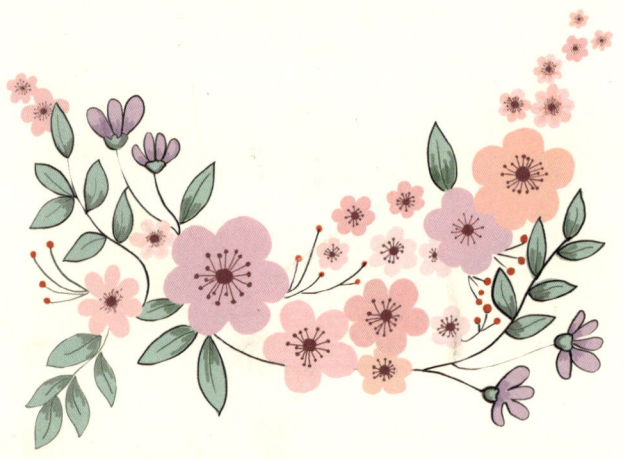

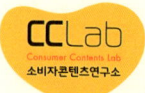
씨씨랩
소비자콘텐츠연구소 Consumer Contents Lab

소비자 눈높이에 맞는 건강 콘텐츠를 개발합니다.
안전하고 효과 좋은 의약품 사용을 위한 교육을 진행하고 교재를 개발합니다.
쉽고 편하게 전달될 수 있는 올바른 콘텐츠를 만듭니다.

cclab4you@gmail.com 010-9864-3041
#약탐험 #씨씨랩 #약사친(약사사람친구) #이주영약사 #귀에쏙쏙약이야기
www.cclab.co.kr

값 7,500원

ISBN 978-89-90137-21-0